7日飲食法

專科醫師教你
「吃」掉脂肪肝

患者親自實踐，8成改善紅字數值！

尾形哲

前言

你是否正苦惱著，明明已經減少食量了，卻還是瘦不下來呢？

或許是因為「肝臟積滿脂肪」，導致肝臟無法正常運作的緣故。

肝臟是人體最大的臟器，負責將食物轉化成身體各部位所需的形式（即代謝）。若肝臟積滿脂肪，便容易變得肥大、活動力下降，影響原先的功能，便是所謂的**「脂肪肝」**。

脂肪肝的正式病名為「非酒精性脂肪肝疾病（NAFLD）」，意指明明沒有飲酒習慣，卻因脂肪囤積在肝細胞而引發肝疾病。現今的日本，每3位成人就有1位罹患脂肪肝，全國約有2300萬名以上病患。而且至今仍未研發出治療脂肪肝的特效藥。

目前經由科學研究證實，唯一能改善脂肪肝的方法就是藉由**「飲食護肝」**來調整。

我的本業是肝臟外科醫師，多年以來我持續指導活體肝臟捐贈者（肝臟提供者）減重。一旦捐贈者患有脂肪肝，其提供的肝臟將無法正常運作，因此必須協

助捐贈者於短時間內消除脂肪肝。而此時採取的策略，就是改善飲食。

　　為了推廣這套飲食改善策略，我於二○一七年成立專科門診「瘦身門診（スマート外来）」，協助一般民眾擺脫脂肪肝。**8成以上的問診病患皆在3個月內成功減去3.5公斤以上，並改善了脂肪肝的問題。**

　　於前本拙作《專門医が教える　肝臓から脂肪を落とす食事術》（KADOKAWA出版）中，我揭示了於瘦身門診執行的方法。有讀者向我回饋自己的瘦身成功經驗，也有讀者表示希望了解更具體的作法。

　　為了回應讀者的需求，我撰寫了這本食譜錦囊，**「只需依照書本指示執行，就能有效改善脂肪肝」**。藉由飲食改善脂肪肝絕非難事，即便使用超市食材及超商食品也不成問題！透過實行書中介紹的7日飲食計畫，人人都能掌握健康飲食的訣竅。就請各位趕緊著手試試吧！

 肝臟外科醫師　**尾形 哲**

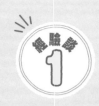

早餐喝蔬菜湯成功減去9公斤。透過做家事簡單活動身體，改善糖尿病與脂肪肝炎

K.C小姐（受訪時58歲）

　　我自幼身材圓圓胖胖，甚至**於50多歲時，體重一夕之間飆升，糖化血紅素（HbA1c）和肝功能數值皆出現異常**。不安的我前往瘦身門診諮詢，主治醫師便鼓勵我：「只要改善飲食、多運動，數值就能恢復正常」。

· · · ·

　　於是，我每天都補充手掌大小的肉類或魚類等蛋白質食物，並攝取**大量綠、紅、黃、黑、棕色的蔬菜水果**。多年來我總是略過早餐，現在則會於早晨喝碗蔬菜湯，再配上一碗70公克以內的白飯。因為心知肚明自己不可能維持運動習慣，因此我**努力透過做家事活動身體**，譬如將洗好的衣服一件一件分別拿去曬，以增加走路步數，或認真清潔浴缸等。減重成功之後獲得的喜悅甚至讓我戒掉了曾經十分喜愛的甜食呢！

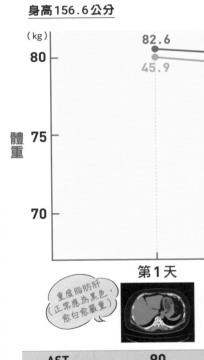

身高156.6公分

（kg）

82.6

80

45.9

75

體重

70

第1天

重度脂肪肝（正常應為黑色，愈白愈嚴重）

AST	90
ALT	87
γ-GTP	55
三酸甘油脂	330
空腹血糖值	125
HbA1c	8.1

各檢測項目和數值之解說，請參考P.124

減重時的菜單與各項數值變化

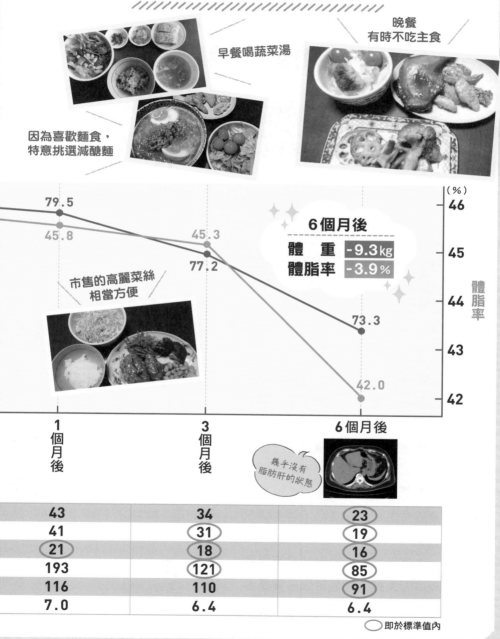

晚餐
有時不吃主食

早餐喝蔬菜湯

因為喜歡麵食，
特意挑選減醣麵

市售的高麗菜絲
相當方便

6個月後

| 體　　重 | -9.3kg |
| 體脂率 | -3.9% |

79.5

45.8

45.3

77.2

73.3

42.0

（%）

46

45

44

43

42

體脂率

幾乎沒有
脂肪肝的狀態

1
個
月
後

3
個
月
後

6個月後

43	34	23
41	31	19
21	18	16
193	121	85
116	110	91
7.0	6.4	6.4

○即於標準值內

資料來源：佐久市立國保淺間綜合醫院「瘦身門診」。電腦斷層掃描（CT）照片為垂直鏡像。

5

改變飲食習慣，半年內減去13.5公斤。透過瘦身飲食法成功奪回健康！

S.R先生（受訪時41歲）

我曾經是名運動選手，如今轉職當上老闆後，交際應酬成了工作中重要的一環。結果和選手時期相比，體重足足增加了15公斤，原本想於女兒出生之際購買保險，卻因為健康檢查結果不符標準而慘遭拒絕。驚覺大事不妙的我，決定求助瘦身門診。

• • • •

初診時，主治醫師教導我調整飲食的方法，並告誡我：「第一個月最為重要，務必確實執行。」當時正逢新冠病毒警戒時期，湊巧獲得了在家解決三餐的機會，**第一個月便瘦下5.8公斤**。同時，我也重拾健身的習慣，幾乎減回了選手時期的體重。後來，外食機會逐漸增加，為維持體重，**我會特意選擇富含蔬菜的餐點，並留意蛋白質是否攝取不足**。當然最後也成功購入了保險。

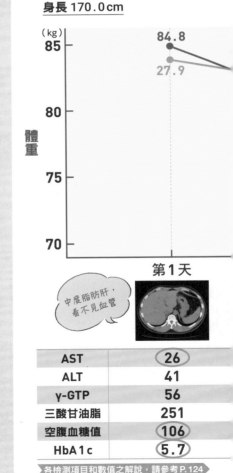

身長 170.0 cm

中度脂肪肝，看不見血管

AST	26
ALT	41
γ-GTP	56
三酸甘油脂	251
空腹血糖值	106
HbA1c	5.7

▶ 各檢測項目和數值之解說，請參考 P.124

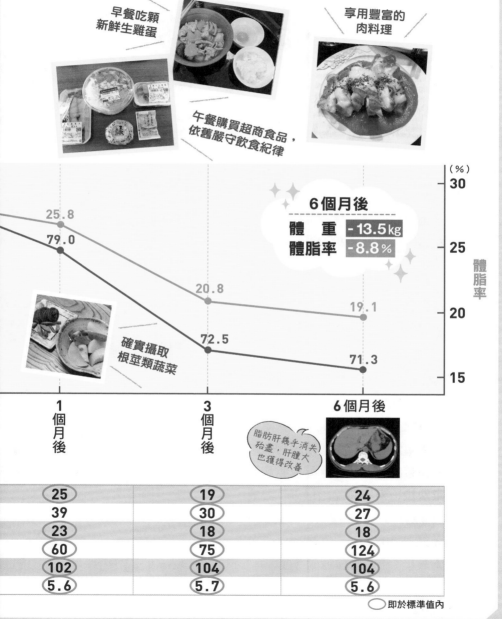

減重時的菜單與各項數值變化

早餐吃顆
新鮮生雞蛋

享用豐富的
肉料理

午餐購買超商食品，
依舊嚴守飲食紀律

（％）

6個月後

| 體　重 | -13.5 kg |
| 體脂率 | -8.8 ％ |

25.8
79.0

確實攝取
根莖類蔬菜

20.8

72.5

19.1

71.3

體脂率

30

25

20

15

1個月後　　　3個月後　　　6個月後

脂肪肝幾乎消失
殆盡，肝腫大
也獲得改善

25	19	24
39	30	27
23	18	18
60	75	124
102	104	104
5.6	5.7	5.6

◯即於標準值內

資料來源：佐久市立國保淺間綜合醫院「瘦身門診」。電腦斷層掃描（CT）照片為垂直鏡像。

住院成為減肥契機。只吃豆腐、高麗菜沙拉及宅配便當,成功減去30公斤!

K.K先生(受訪時33歲)

曾經我的生活水深火熱,飲食習慣也顛三倒四,總是以兩碗泡麵配白飯解決晚餐。**最後我的體重飆至145公斤,甚至因病必須住院治療。**因為擔心自己得糖尿病,我決定就診,期望能藉此減重成功。

• • •

住院期間雖已減去約15公斤的體重,瘦身門診的主治醫師依舊叮囑我持續紀錄每天的體重及餐點。儘管醫生指導過我飲食方法,但獨自生活實在難以均衡飲食,因此我決定訂購冷凍宅配便當。**早餐吃豆腐配生菜沙拉,午餐和晚餐則吃附有主副菜的便當,再搭配豆腐和高麗菜沙拉。**自展開紀錄以來,我**成功於6個月內減去17公斤,並於1年內減去30公斤**。現在,我還會每天散步1小時當作運動。

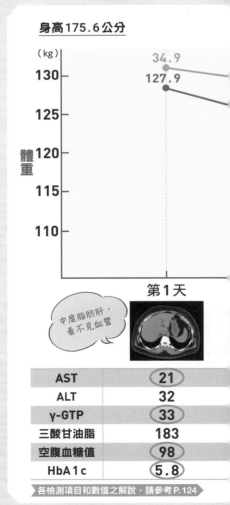

身高175.6公分

中度脂肪肝,看不見血管

AST	21
ALT	32
γ-GTP	33
三酸甘油脂	183
空腹血糖值	98
HbA1c	5.8

▶ 各檢測項目和數值之解說,請參考 P.124

減重時的菜單與各項數值變化

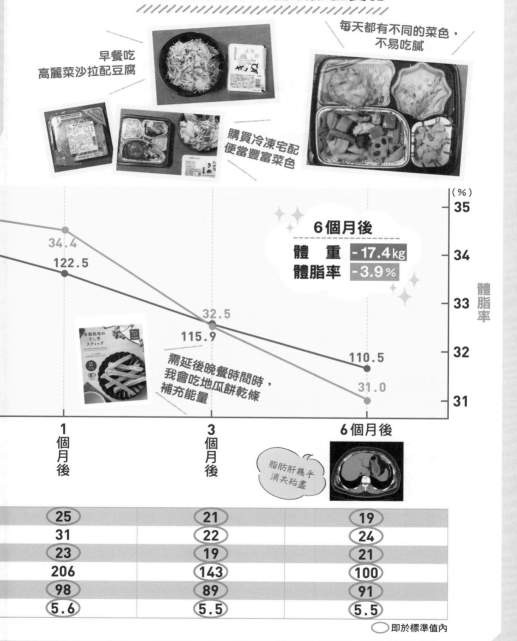

早餐吃
高麗菜沙拉配豆腐

每天都有不同的菜色，
不易吃膩

購買冷凍宅配
便當豐富菜色

6個月後

| 體 重 | -17.4 kg |
| 體脂率 | -3.9 % |

34.4
122.5

32.5
115.9

需延後晚餐時間時，
我會吃地瓜餅乾條
補充能量

110.5
31.0

（%）
35
34
33
32
31

體脂率

1個月後

3個月後

6個月後

脂肪肝幾乎
消失殆盡

25		21		19
31		22		24
23		19		21
206		143		100
98		89		91
5.6		5.5		5.5

◯即於標準值內

資料來源：佐久市立國保淺間綜合醫院「瘦身門診」。電腦斷層掃描（CT）照片為垂直鏡像。

9

CONTENTS

PART 1

3個月減去5公斤！
護肝瘦身飲食法

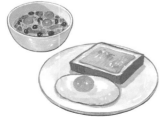

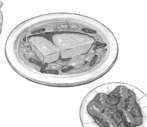

PART 2

養成習慣至關重要！
護肝瘦身菜單
～7日飲食計畫書～

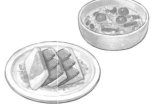

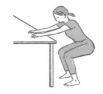

PART 3

幫你堅持下去！
特殊情況對戰攻略

好睏喔啊！

＼本書食譜的使用注意事項／

＊一大匙為15㎖，一小匙為5㎖，少許約為一小
　匙的⅛，一杯為200㎖。

＊部分食譜省略清洗食材、削皮、取下蒂頭與種
　子等備料步驟。

＊食譜上若未註記火侯，一律使用中火調理。

＊書中註記的微波爐加熱時間以600W微波爐為
　基準，使用500W微波爐的讀者請自行將加熱
　時間乘以1.2倍。

＊使用微波爐加熱時，務必使用耐熱器皿及器具
　盛裝食材。

＊本書標示的營養值，依日本文部科學省《日本
　食品標準成分表2020年版（八訂）》計算得出。

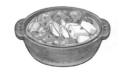

工作人員

食譜規劃、營養值計算 —— 岩崎啓子（廚師兼營養管理師）

插畫 ——————————————————— omiso

3個月減去5公斤！

護肝
瘦身飲食法

想要甩掉肝臟上的脂肪，就必須採取適切的飲食方法。
有8成瘦身失敗的病患，藉著本章介紹的「飲食守則」，
成功於3個月內瘦下5公斤。
這套護肝瘦身飲食法，必定能協助你減重成功！

運用「短數記法則」擺脫脂肪肝

　　首先，我必須告誡即將展開瘦身計畫的各位，**「第1個月務必要確實執行」**。只要在第1個月成功減重，便能於3個月內輕鬆減至目標體重，取得實際的瘦身成績。

　　這並不是在打廣告，若想要順利達成目標，我建議各位**於「短時間」內減重，並將過程以「數據」的方式「記錄」下來**。我擷取引號內詞彙的首字，將這道法則取作「短數記法則」，請各位務必謹記在心。

　　曾有數據報告顯示，**比起花上1年減去6公斤，於3個月內減去6公斤後持續維持該體重反而能改善「葡萄糖耐量」**，穩定血糖值。

　　法則中的「數據」即指每天的體重，而「記錄」能使數據如實呈現於自己眼前。只要能親眼見證體重的變化，不僅能激勵自己，當無法順利瘦身時也能提醒自己必須調整方法。請參考下頁內容，決定減重目標後，於第一個月全力以赴！

運用「短數記法則」成功瘦身

決定減重目標的方法

根據研究報告顯示，只要減去7％的體重，
便能成功甩開肝細胞中的脂肪。
因此，可以將目標減去的體重訂為現今體重的7％。

＼目標減去7％的體重／

目標減去的體重（kg）＝**現今體重**×0.07

（例）以現在80公斤的人為例　　＼目標減去的體重／

80（kg）× 0.07 ＝ 5.6（kg）

基本原則

1個月減2公斤，持續3個月

1・2・3法則

於瘦身門診中，原則上會請病患以「1個月減去2公斤，
持續3個月直至減去6公斤，並維持該體重6個月」為目
標。所以基本上一個月減去2～3公斤的體重即可，絕對
不要勉強自己。

只喝白開水、純茶或黑咖啡

其實，**飲品非常容易成為減重的絆腳石**。聲稱自己「不常喝甜飲」的人，多少也會為「為了健康」大量飲用蔬菜汁、原汁含量100%的果汁、運動飲料或乳酸飲料吧！然而這些飲品其實含有大量的糖分。

另外，我們容易誤以為「零熱量的健怡可樂對健康無害」，但其實這是謬誤。零卡飲料中含有人工甜味劑，明明不是砂糖，卻能讓人感受甜味，飲用後反而**會促進食欲，甚至破壞腸道環境**。

若想要享用飲品，應遵守「無糖、無人工甜味劑」的原則。因此請喝**白開水、純茶或黑咖啡**就好。

有些人甚至會為了減重而減少攝取水分，但水分能有效促進代謝與排泄，因此，扣除於飲食中攝取的水分，平時應**補充1～1.5公升的水**。

看似對身體有益的飲料
為何要拒之門外

人們認為有益身體健康的飲料，其實會危害肝臟。
以下將向各位破解幾項常見的迷思，
為何這些飲品少喝為妙呢？

 迷思
利用**蔬菜汁**
解決蔬菜攝取不足的問題

會督促各位多吃蔬菜，是希望各位能攝取其中的膳食纖維。然而，蔬菜汁早已剔除大部分的膳食纖維，因此無法取代蔬菜的功能。且蔬菜汁富含糖分，請避而遠之。

 迷思
飲用**運動飲料**
能預防中暑

有許多人會為了預防中暑而飲用運動飲料，但500mℓ瓶裝運動飲料的含糖量其實約相當於10支冰糖棒（約砂糖30克）。大量飲用的話，將導致血糖急速上升。想要預防中暑，喝麥茶即可。

 迷思
喝**乳酸菌飲料**
能夠促進腸胃蠕動

有許多人會為了整頓腸道環境而飲用乳酸菌飲料。儘管乳酸菌飲料確實具有活化腸內細菌的功效，但乳酸菌飲料的砂糖含量可不容小覷。為了肝臟的健康，務必敬而遠之。

 迷思
零卡飲料
是減重人士的救星

認為減重期間仍能飲用健怡可樂的人，務必小心注意。零卡飲料中含有人工甜味劑，儘管沒有熱量，卻會對腸道環境造成影響。

減去一半的
主食份量

近年來「控醣」飲食法似乎愈來愈廣為人知。然而，醣類的標準攝取量究竟為何始終眾說紛紜。可以確信的是，攝取過多醣量將導致血糖上升，同時也會促進肝臟周圍堆積脂肪。因此**減少醣類攝取量是必要之務**，但為了讓減肥行動得以順利進行，我們也**不能完全不攝取醣類**。

因此，我替各位訂定了一套的醣類攝取基準——**一餐的醣類攝取量應落在20公克～40公克之間**，而一天的醣類攝取總量不得超過130公克。以醣類含量最高的主食為例，**每餐白飯的標準份量為70公克**，醣類含量約25公克。只要依循標準，儘管吃下大量魚肉及蔬菜，也不必擔心醣類攝取量超標。

一般飯碗約能盛裝150公克的白飯，因此每餐盛裝半碗飯即可。剛開始減重時，請確實量測白飯的重量。另外，玄米和五穀雜糧亦屬醣類食品，也要避免攝取過量。

一餐的
主食標準份量

白飯、麵包和麵條皆富含醣類。
尤其這些皆屬精緻澱粉，
更應確實掌握每餐的份量。

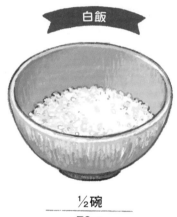

白飯

½碗
70g

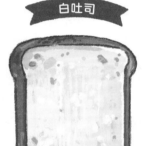

白吐司

1片／6片裝
60g

小圓麵包	1.7個（50g）
烏龍麵（冷凍熟麵）	½球（120g）
烏龍麵（生麵）	35g
蕎麥麵（生麵）	35g
義大利麵（生麵）	35g
麻糬	1顆（50g）

資料來源：佐久市立國保淺間綜合醫院「瘦身門診」

絕對不能略過
早餐

　　有許多人總會以「想要多睡一點」、「早上胃沉甸甸的」等理由略過早餐。然而**早餐卻是飲食瘦身之本**。

　　一旦略過早餐，午餐便容易暴飲暴食，此時若又吃下丼飯或義大利麵等高醣食物，將導致血糖飆升，而**血糖飆升是糖尿病及脂肪肝的導火線**，請各位務必小心留意。況且，吃早餐除了能夠果腹、預防暴飲暴食，還具備「第二餐效應^{（※）}」，得以避免用完午餐後血糖急速飆升。

　　因此**絕對不能省略早餐**，且餐點內容也同樣至關重要。為避免血糖飆升，請於早餐攝取大量蔬食。我推薦於早餐喝碗「蔬菜湯」，只需簡單加熱即可飲用，不僅份量豐富，還含有適量水分，極富飽足感。比起單吃麵包，喝蔬菜湯更能提升減重功效。

※一天的第一餐（First Meal）會影響下一餐（Second Meal）用完餐後的血
　糖值。

該怎麼吃才好呢？

能抑制血糖飆升的早餐搭配

一旦吃下高醣食物，血糖便會上升。
此時只要攝取膳食纖維，便能延緩血糖上升的速度。
因此，請各位要選擇「具飽足感又能瘦身的早餐」。

容易導致
血糖值飆升的早餐

能夠抑制
血糖值飆升的早餐

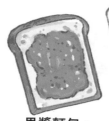

咖啡

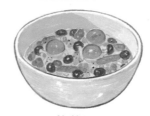

蔬菜湯

果醬麵包、
甜麵包

搭配一碗蔬菜湯，
便能預防血糖飆升！

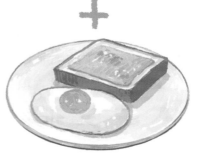

西式套餐

P. 35

先吃蔬菜，
加倍攝取膳食纖維

　　建議各位可以**加倍攝取菇類、藻類或蒟蒻等蔬食**，這些蔬菜不僅能補足減去的主食份量，還富含「膳食纖維」。減少白飯、麵包等主食份量的同時，膳食纖維的份量也會減少。若膳食纖維攝取不足，將無法有效預防血糖飆升。因此才會建議各位，多加攝取富含膳食纖維的食材。

　　若減重期間仍能品嘗美食，肯定會讓人更願意投入。況且，**多加攝取蔬菜還可以有效抑制食欲，若細嚼慢嚥，亦能增添飽足感**。

　　蔬菜的每日基本攝取量為350公克，約雙手拿滿蔬菜的份量。尤其若能**大量攝取綠黃色蔬菜**，並遵守「先吃蔬菜」的原則，**開動後先享用蔬菜料理**，將能預防「雲霄飛車式血糖(※)」，避免飯後血糖值飆升。

※飯後血糖值急速上下起伏的狀態，為糖尿病、肥胖和脂肪肝的罪魁禍首。

如何不費吹灰之力
///////////////////////////
補充膳食纖維

想要擺脫脂肪，就必須確實攝取膳食纖維。
除了青菜以外，香菇及藻類也都富含膳食纖維。
請多加運用方便的市售食材來補充膳食纖維。

● 運用生鮮蔬菜包和冷凍蔬菜包

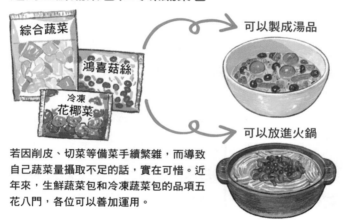

綜合蔬菜

鴻喜菇絲

冷凍
花椰菜

可以製成湯品

可以放進火鍋

若因削皮、切菜等備菜手續繁雜，而導致
自己蔬菜量攝取不足的話，實在可惜。近
年來，生鮮蔬菜包和冷凍蔬菜包的品項五
花八門，各位可以善加運用。

● 利用蒟蒻
製作涼拌小菜

蒟蒻雖富含膳食纖維，但料理時
往往難以立即入味。然而若做成
涼拌小菜的話，隨時都能享用到
津津有味的蒟蒻料理！

⏵ 蒟蒻的涼拌小菜食譜詳見
P.109

● 將藻類
曬乾後保存

藻類曬乾後得以長期保存。光是
於湯品中加入乾燥海帶芽，就能
提高膳食纖維的份量。

⏵ 乾燥海帶芽味增湯食譜詳見
P.90

每餐攝取
20～30 公克的蛋白質

除了膳食纖維，蛋白質也是身體不可或缺的重要營養素之一。肌肉量提高便能提升基礎代謝率，然而肌肉的主要成分為蛋白質，因此蛋白質為減重時期至關重要的營養素。此外，身體消化、吸收蛋白質的過程十分費時，能和吸收醣類一樣帶來飽足感，卻不易使人發胖。

由於許多人容易蛋白質攝取不足，因此總是建議多加攝取蛋白質，但為了整體身體健康著想，請適量即可。蛋白質的每日標準攝取量為**當下體重的千分之一，再乘以1～1.3倍**。舉例而言，體重70公斤的人，其每日蛋白質的適當攝取量為70～91公克。

比起挑選一餐專門攝取蛋白質，**每餐平均攝取20～30克的蛋白質**不僅有助於身體消化吸收，也能均衡每餐的份量。魚肉類100公克約含蛋白質20公克，蛋一顆約含蛋白質7公克，請各位以上述基準掌握每餐的蛋白質份量[※]。

※如何於每餐攝取蛋白質，將於 P.43 詳細說明。

7大「神話級」蛋白質商品

以下將介紹7款蛋白質含量豐富的商品，
唾手可得，且方便食用。
請記得於特價期間多多備貨！

1 納豆

能增進腸胃健康的發酵食品。富含植物性蛋白與大量膳食纖維，為蛋白質界的箇中翹楚。推薦早餐固定享用一盒（50公克）。

2 豆腐

豆腐味道清淡，可以輕鬆搭配任何料理。只要配上一塊涼拌豆腐，儘管減少白飯的份量，也能富含飽足感。

3 水煮蛋

蛋能讓我們充分攝取只能透過飲食補充的必需胺基酸。可於超商購入，也可於自家大量烹煮。

4 舒肥雞胸肉、里肌

蒸煮後加以調味的雞胸肉、雞里肌。現今幾乎可於所有超商購入，還能選擇自己喜愛的口味。

5 鮪魚罐頭

可加入各種料理一起享用。鮪魚罐頭能長期存放，當家中的肉品和魚類掃蕩一空時，便能立即拆封一罐大快朵頤。

6 鯖魚罐頭

鯖魚罐頭得以長期存放，不多加調理也能美味可口，若和生鮮蔬菜一同添加在白飯上，也能成為一道令人食指大動的料理。

7 天然起司

所有種類的起司皆含有豐沛的蛋白質，但若能挑選的話，請購買莫札瑞拉起司或卡門貝爾起司等天然起司。

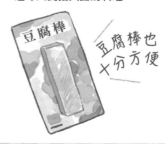

豆腐棒也十分方便

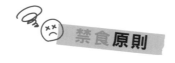

杜絕危害肝臟的
超加工食品！

　　儘管不想一再告誡各位哪些食品有害健康，但我仍希望各位能特別留心，減少食用「超加工食品」，因為超加工食品容易導致肥胖和脂肪肝。

　　超加工食品包含了糖果、零食、泡麵、冰淇淋等，**經加工含有大量糖分、鹽分、脂肪及食品添加物的各類食品。**

　　這些商品往往追求能夠常溫保存、長期存放等便利性，與其說是食品，更像是工業製品。

　　美國曾進行為期4週的飲食研究，健康的受試者分別食用超加工食品與低加工食品2週，結果發現，食用超加工食品兩週的受試者攝取了更多的熱量，體重也因此增加。

　　超加工食品難以滿足口腹之欲，吃了一口後便停不下來，是減重的天敵。即便不是減重期間，也務必要極力遵守「健康的鐵律」，不吃任何超加工食品。

減重期間

不食用、不購買、不入手的商品

食用有益身體健康的食品固然重要，
杜絕有害身體健康的食品卻更為關鍵。
為了各位身體健康著想，請果斷遠離以下商品。

飲食黑名單

☑ 糖果、零食   ☑ 冰淇淋

☑ 甜麵包   ☑ 肉丸子

☑ 泡麵   ☑ 雞塊

☑ 漢堡   ☑ 高熱量冷飲

☑ 蛋糕、餅乾

☑ 甜甜圈

能夠長期保存的商品最危險！

尾形醫師

27

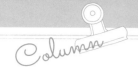

不必太過努力、不必備感壓力，「莫緊張」

　　期望減肥成功，光是具備營養素及飲食方法的知識是不夠的。**若我們不深究「為何暴飲暴食」的原因、不解決根本問題的話，減肥之路只會困難重重。**

　　我想應該有許多人喜歡大啖美食吧！應該也有許多人「一肩扛下」諸多工作，無處宣洩委屈和怨言，只好透過品嘗美食紓解壓力。

　　然而，每次因壓力而暴飲暴食時，肝臟這顆「沈默的器官」卻總是在背後默默地承受傷害。

　　因此請先放鬆心情，卸下身上背負的重擔吧！

　　在我居住的長野縣，人們想要告誡他人不必慌張時，總會說**「莫緊張」**。我相當喜愛這句當頭棒喝的忠告。下次壓力席捲而來、痛苦難耐時，請告訴自己：「莫緊張！」

養成習慣至關重要！

護肝

瘦身菜單

～7日飲食計畫書～

規劃一份瘦身菜單能協助你藉由飲食「輕鬆護肝」。
本書為各位準備了一份「7日飲食計畫書」，
只需照做即可。
務必先按部就班執行，學習如何透過飲食護肝。
掌握箇中要領後，持之以恆，方能輕鬆瘦身。

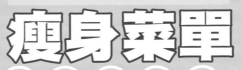

擺脫肝臟內的脂肪

如何規劃
瘦身菜單

讓我們運用PART1中介紹的飲食方法及守則，
實際建立一份菜單吧！只要「固定」每日的菜色，
減肥便能「易如反掌」。然而究竟該如何規劃菜單，
才能「均衡攝取必要營養素」呢？以下向您介紹3大絕技。

☑ 固定菜色
Check 讓你事半功倍

　　若每天都在猶豫下一餐該吃什麼，只會
徒增心理負擔。建議固定1至2餐的餐點
內容，譬如——早餐固定享用「蔬菜湯＋
一份套餐」，午餐則隨心情變化，不過也
請事先立定餐點內容，例如——若前往超
商購買午餐，則固定挑選某些商品；若習
慣自煮，則固定烹煮「一道主菜＋一道小
菜」，避免在決定菜色時三心二意。

早餐固定喝碗
微波蔬菜湯

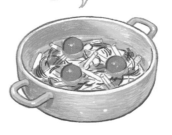

☑ 除了晚餐的主菜，
Check 其餘從簡

　　總有人在開始減肥計畫的當下幹勁十足，決定餐餐自煮，但最終往往因為心力交瘁而半途而廢。然而，唯有持之以恆，才能甩開肝臟上的脂肪。因此請徹底省下做菜這道繁瑣的程序吧！若希望仍能保有享用自煮料理的樂趣，建議烹煮晚餐的主菜即可。

購買超商食品也無妨

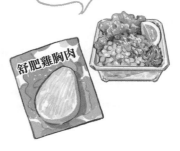

舒肥雞胸肉

☑ 無須掛心熱量，
Check 聰明享用三餐

　　覺得「計算卡路里繁瑣費事」的人，你們的福音來了！本書介紹的飲食方法，只需遵守「嚴控主食份量，掌握醣類攝取量」、「加倍攝取蔬菜等富含膳食纖維的食物」、「務必攝取蛋白質食物」等原則，則無須掛心熱量，無須精算營養含量，也能自然而然從三餐中攝取必要的營養素。

＼ 每日必須攝取的營養素 ／

> **蛋白質**
> **每天90公克**
> （每餐20-30公克）
> ----------------
> **膳食纖維**
> **每天20公克以上**
> ----------------
> **醣類**
> **每天130公克以下**
> （每餐不超過40公克左右）

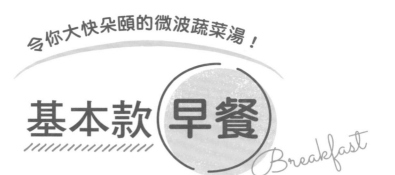

令你大快朵頤的微波蔬菜湯！

基本款 早餐

Breakfast

「必須吃早餐」是瘦身的黃金鐵則。
儘管早上時間不足，
只要有微波3分鐘即可食用的蔬菜湯，便萬無一失！

如何籌備早餐菜色

一碗微波即可食用的**「蔬菜湯」**，
再配上**「日式套餐」**或**「西式套餐」**。

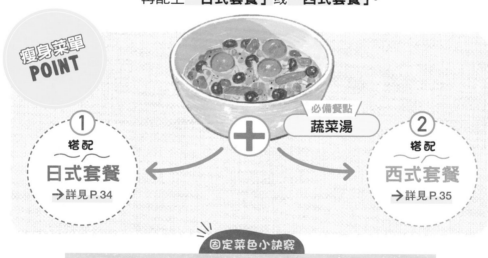

瘦身菜單
POINT

必備餐點
蔬菜湯

①
搭配
日式套餐
→詳見 P.34

②
搭配
西式套餐
→詳見 P.35

固定菜色小訣竅

使用微波爐製作蔬菜湯，並固定日式套
餐與西式套餐的餐點內容。

推薦**早餐**飲用**蔬菜湯**的**五大**原因

1 有效攝取大量**膳食纖維**，抑制血糖飆升

飯後血糖飆升是導致脂肪積聚肝臟的一大主因。若於早餐先喝碗含有大量蔬菜、香菇及藻類的湯品，便能有效抑制血糖飆升。

2 能暖和身體，提升代謝**幫助瘦身**

飲用暖呼呼的湯品不僅可以放鬆身心，還能溫暖身體內部、促進新陳代謝，進而提高脂肪燃燒效率，讓你健康地展開新的一天。

3 能增加飽足感，促進腸胃蠕動

為了維持循環系統運作順暢，我們必須補充水分。飲用湯品不僅能順勢補充水分，還可以增添飽足感，並刺激腸胃增進腸胃蠕動。

4 利用微波爐即可上桌

應該有許多人缺乏餘裕來備料並燉煮成湯吧！蔬菜湯不僅微波 3 分鐘即可上桌，甚至只需要一個能夠盛裝食材及 1 杯水的耐熱器皿。

5 運用**冷凍蔬菜包**減短製作流程

不希望各位以切菜手續繁瑣為藉口拒絕製作蔬菜湯。如今市面上已有許多生鮮蔬菜包及冷凍蔬菜包，活用這些食材即可迅速上菜。

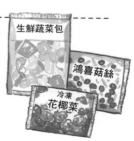

生鮮蔬菜包

鴻喜菇絲

冷凍
花椰菜

搭配

想吃白飯的話…
日式套餐

早餐除了蔬菜湯，還可搭配一份「日式套餐」，
內容包含「蛋料理」與「納豆」兩項蛋白質料理，
以及「一碗飯」。

❶ 蛋料理

1顆蛋約含有7公克的蛋白質。
可以利用1顆蛋製成溫泉蛋、水
煮蛋或荷包蛋等蛋料理，也可直
接打1顆生雞蛋於白飯上。

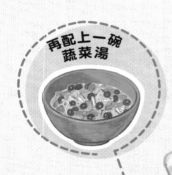
再配上一碗
蔬菜湯

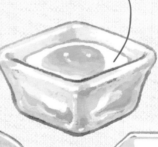

🍱日式菜單營養總量	
醣類	28.6g
蛋白質	16.8g
膳食纖維	5.0g

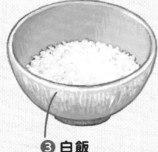

❸ 白飯

份量請控制在半碗（70公克）
內。即便選用玄米或五穀米，
也不得超過半碗。可以利用孩
童專用碗盛裝，以避免過量。

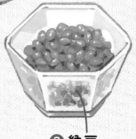

❷ 納豆

一盒納豆（50公克）約含有7
公克的蛋白質。若無法接受納
豆的味道，可以替換成⅓塊涼
拌豆腐（100公克）。

搭配

想吃麵包的話…

西式套餐

早餐除了蔬菜湯，還可搭配一份「西式套餐」。
餐點內容包含「蛋料理」與「起司」兩項蛋白質料理，
以及「一片白吐司」。

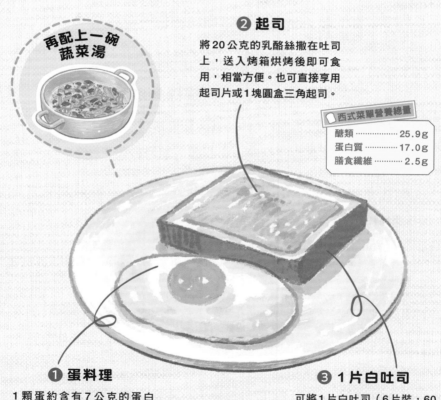

再配上一碗
蔬菜湯

❷ 起司

將20公克的乳酪絲撒在吐司
上，送入烤箱烘烤後即可食
用，相當方便。也可直接享用
起司片或1塊圓盒三角起司。

西式菜單營養總量

醣類 ················· 25.9g
蛋白質 ············· 17.0g
膳食纖維 ·········· 2.5g

❶ 蛋料理

1顆蛋約含有7公克的蛋白
質。可以利用1顆蛋製成荷包
蛋、炒蛋等蛋料理，也可替換
成起司歐姆蛋。

❸ 1片白吐司

可將1片白吐司（6片裝，60
公克）替換成1塊圓麵包，或
是全粒粉製的全麥麵包或裸麥
麵包，但務必迴避甜麵包。

基本款 午餐

Lunch

午餐往往容易蛋白質攝取不足。究竟在購買超商食品、自煮及外食等情況下，該如何輕鬆且確實攝取必要的營養素呢？以下將向各位一一說明。

不同情況下的午餐飲食絕技

解決午餐的方式因人而異。

請依照**各自的情況**，學習如何享用健康午餐吧！

超商族群
→詳見 P.37

或許你會認為，減重是為了健康著想還享用超商食品，豈不是本末倒置嗎？如今冷藏技術先進，已有許多商品減少添加防腐劑等添加物，建議各位可以多加購入這些商品。

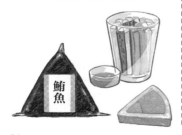

自煮族群
→詳見 P.38

自行料理午餐時，往往會製作炒飯、烏龍麵、鹹麵包等富含醣類的料理。建議可以多加運用罐頭食品、市售商品、前幾日的剩菜或涼拌小菜，增加膳食纖維和蛋白質的份量。

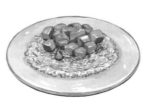

外食族群
→詳見 P.40

許多餐廳的午餐菜單多為拉麵、義大利麵、丼飯等高碳水化合物食物，為了確實攝取營養，請選擇可以享用定食套餐的餐廳。

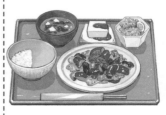

於超商購買午餐時，

只選擇**蛋白質食品、沙拉、飯糰**三樣商品。

瘦身菜單
POINT

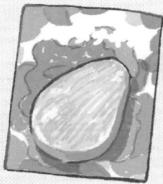

❶ 蛋白質食品

可以選擇舒肥雞胸肉、豆腐棒等人氣蛋白質食品，也可以選購唐揚雞，但份量請掌控在握拳大小以內。

＼ 可以選擇這些商品 ／

- 舒肥雞胸肉
- 烤雞肉串
- 豆腐棒
- 蟹肉棒

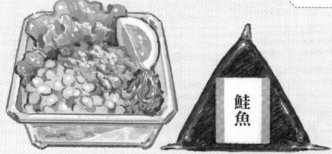

鮭魚

❷ 沙拉

可以挑選自己喜愛的口味，如海藻沙拉、秋葵沙拉等，但請迴避富含醣類的馬鈴薯沙拉。

❸ 飯糰

三角飯糰的白飯份量介於90～100ｇ之間，雖然稍微超過了一餐的標準攝取量，但也不必刻意留下剩飯。

該如何掌握醣類份量

超商販售的飯糰含有超過70公克以上的白飯，醣類總量超過40公克。然而，只要一天的醣類攝取量不超過130公克即可。為避免因為午餐吃太少而想要品嘗點心，於午餐時享用1顆三角飯糰其實並無大礙。

固定菜色小訣竅

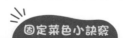

固定只選購蛋白質食品、沙拉和飯糰

運用罐頭食品、市售商品和前幾日的剩菜，和白飯組合。
最後搭配一盤簡易小菜，均衡攝取營養。

瘦身菜單
POINT

❶ 富含蛋白質的單盤料理

只需簡單將富含蛋白質的食材擺在白飯上，可別忘了再鋪上滿滿的蔬菜。事先將白飯每70公克分裝成一份，料理時將更加省事。

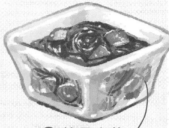

❷ 簡易小菜

搭配一盤涼拌小菜（食譜請參考P.103～P.109）或現作簡易小菜。小番茄、和布蕪或水雲等食材無需調理即可食用，十分便利。

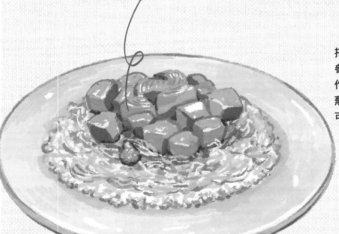

固定菜色小訣竅

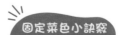

確實掌握蛋白質的份量。
製作單盤料理，方便又省事。

省去自煮的麻煩程序，攝取**必要營養素**的訣竅

1 活用罐頭食品或市售商品中的**蛋白質食品**

魚類和肉類的料理程序複雜，因此可以利用鯖魚罐頭、鮪魚罐頭或鮭魚罐頭等商品補充蛋白質。也可以至超商、超市購買唐揚雞或舒肥雞胸肉回家加工調理。

擺上餐盤即完工，相當簡單！

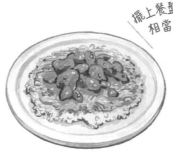
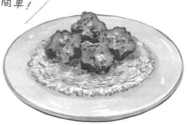

2 活用前幾日的**剩菜**，節省料理時間

若留有前幾天晚餐剩菜的話，稍作改造也是個絕佳的辦法。不僅能縮短料理時間，還能做出入味可口的料理。

前幾日的燉菜搖身一變成為咖哩

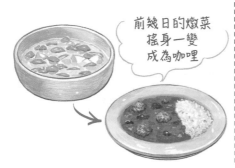

3 事先製作涼拌小菜分次食用

除了主菜和白飯組合成的單盤料理，肯定還會希望再搭配一盤小菜。此時便可拿出事先製作的涼拌小菜（食譜請參考P.103～P.109）。不僅能補充膳食纖維，還可以豐富菜色，甚至具有解膩的功效，能夠避免狼吞虎嚥。

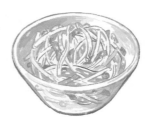

在外用餐時，挑選餐廳至關重要。
請選擇**能夠享用定食套餐**的餐廳。

瘦身菜單 POINT

❸ 味噌湯
若附有湯品，請盡情享用。配料豐富尤佳，若沒有也無妨。

❷ 2 碟小菜
附2盤富含蔬菜與蛋白質的小菜尤佳，如小碗蔬菜、涼拌豆腐、玉子燒等。

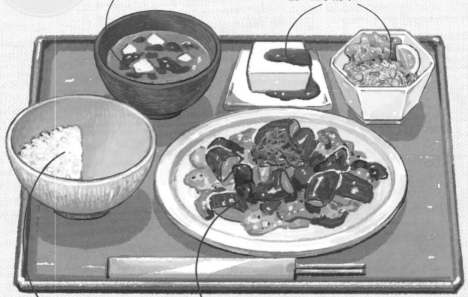

❹ 白飯
即便外食，也要遵守份量不超過70公克的原則，請務必掌控份量。

❶ 富含蛋白質的主菜
選擇以魚、肉為主的主菜，如青菜炒肉絲、南蠻雞、鹽烤鯖魚、生魚片等，並迴避咖哩及丼飯。

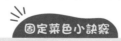

固定菜色小訣竅

首選擁有定食套餐的餐廳。點餐口訣：
只吃半份飯，可加點小菜。

午餐外食，也能**順利瘦身**的**祕訣**

1 迴避單點料理，選擇定食套餐

請盡量迴避拉麵、義大利麵、咖哩或丼飯等高醣類的單點料理，並盡量選擇附有主菜、小菜和白飯的日式定食餐廳。除了定食餐廳，許多居酒屋也有推出午餐定食，請多多光顧。

2 若蔬菜份量過少，請加點小菜

如果小菜只有漬物，將導致膳食纖維攝取不足。若能加點小菜，請務必加購。除了沙拉以外，還可以選擇燙菠菜、鮪魚高麗菜、金平牛蒡等菜餚，補充膳食纖維。

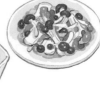

3 掌握白飯的份量，每餐只吃半碗飯

白飯份量過多是外食常見的困擾。即便外食，也要遵守白飯不超過70公克的原則。若交由餐廳配量，容易留下剩飯，因此請在點餐時請求餐廳提供半碗飯。若份量依舊過多，請自行拿捏斟酌。

即便外食，也不超過70g

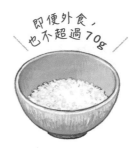

番外篇

若是購買便當的話…

便當的選購方法基本上和外食相同。請迴避丼飯，選擇主菜、配菜和白飯分開擺放的便當。開動前，先劃分出理想的白飯份量。可以的話也請加購配菜。

只需準備主菜

基本款 晚餐

Dinner

辛苦了一天，肯定希望能開心地飽餐一頓。
晚餐就準備色彩繽紛且營養均衡的料理吧！

瘦身菜單
POINT

如何規劃晚餐菜色

利用肉類、海鮮、黃豆製品等**富含蛋白質的食材製作主菜**，
再搭配簡易的**涼拌小菜**及**白飯**，大功告成！

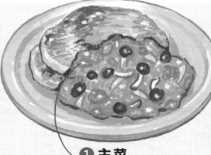

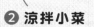

❸ 白飯
份量掌控在 70 公克以內。也可以替換成麵包或義大利麵，不過仍要留意份量。偶爾不吃主食也 OK。

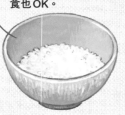

❷ 涼拌小菜
於空閒時先製作大量的涼拌小菜，放進冰箱保存，能省下不少功夫。

❶ 主菜
利用富含蛋白質的食材製作主菜。推薦各位製作鍋物或平底鍋料理，精簡做菜的程序。

固定菜色小訣竅

可參考本書的食譜烹調主菜。
事先製作涼拌小菜將事半功倍。

製作**豐盛營養晚餐**的訣竅

1 計算每餐是否攝取足夠的 **蛋白質**（20～30g）

銘記食材的蛋白質含量，能幫助我們方便計算是否每餐都有攝取20～30公克的蛋白質。100公克的魚類及肉類約含有20公克的蛋白質；1顆蛋、1盒納豆、⅓塊豆腐皆含有7公克的蛋白質，3份即可達標。

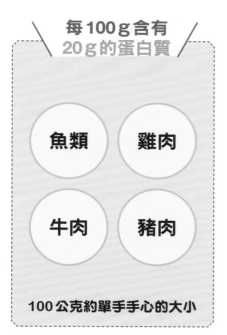

\ 每100g含有 /
20g的蛋白質

魚類　雞肉

牛肉　豬肉

100公克約單手手心的大小

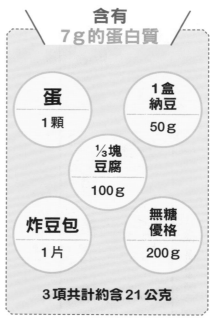

\ 含有 /
7g的蛋白質

蛋
1顆

1盒納豆
50g

⅓塊豆腐
100g

炸豆包
1片

無糖優格
200g

3項共計約含21公克

2 事先製作涼拌小菜 分次食用

涼拌小菜可以冷藏保存，既方便又省事。P.103起為小菜食譜，一份約可製作2～3餐的份量。

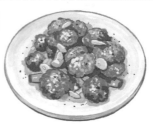

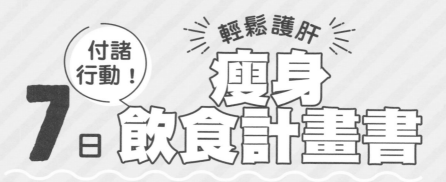

付諸行動！

輕鬆護肝 瘦身 7日 飲食計畫書

想要規劃一份「瘦身菜單」，協助自己擺脫脂肪肝的話，
必須先確立好三餐的餐點內容。
本書已替各位制定好一份飲食計畫書，
甚至為超商族群及自煮族群分別規劃了午餐菜色。
只需照著計畫書執行，7日就能順利瘦身。

第 1 天

早餐
・檸檬蔬菜湯
（含小番茄、四季豆、鴻喜菇）

🍙 日式套餐（P.34）

或

🍞 西式套餐（P.35）

午餐

超商族群
・鹽烤雞肉串
・鮪魚玉米沙拉
・鮭魚三角飯糰

自煮族群
・鯖魚罐頭拌飯
・水雲醋拌小黃瓜

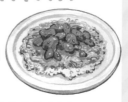

晚餐

主菜 ・白菜豬肉鍋

小菜 ・涼拌火腿蘿蔔絲

・白飯

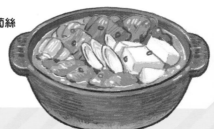

第2天

早餐
- 芝麻味噌湯
  （含四季豆、高麗菜、鴻喜菇）

 日式套餐（P.34）

或

西式套餐（P.35）

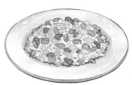

午餐

超商族群
- 舒肥雞胸肉
- 秋葵沙拉
- 鮪魚美乃滋
  三角飯糰

自煮族群
- 小白菜豬肉豆腐炒飯
- 涼拌火腿蘿蔔絲

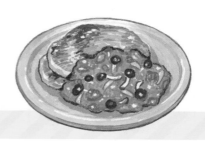

晚餐

主菜 · 蔬菜紅醬雞排

小菜 · 柴魚烤青椒

· 白飯

第3天

早餐
- 水雲醋蔬菜湯
  （含小番茄、白蘿蔔）

日式套餐（P.34）

或

西式套餐（P.35）

午餐

超商族群
- 豆腐棒
- 章魚花椰菜沙拉
- 鮪魚美乃滋
  三角飯糰

自煮族群
- 特製美乃滋
  唐揚雞丼飯
- 柚子胡椒小黃瓜

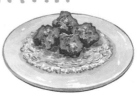

晚餐

主菜 · 鐵板蔬食鮭魚

小菜 · 涼拌柑橘醋香菇

· 白飯

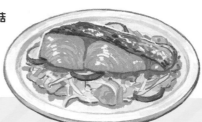

早餐 ・ 西式味噌湯
（含高麗菜、花椰菜、培根）

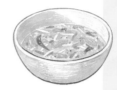

🍙 日式套餐（P.34）

或

🍞 西式套餐（P.35）

第 4 天

午餐

超商族群
・ 舒肥雞胸肉
・ 白蘿蔔沙拉
・ 柴魚三角飯糰

自煮族群
・ 舒肥雞胸肉蔬菜粥
・ 大蒜蒸鮪魚花椰菜

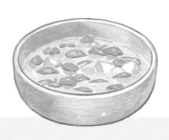

晚餐

主菜 ・ 豆漿豆腐燉菜

小菜 ・ 豆瓣肉絲蒟蒻

小菜 ・ 柴魚烤青椒

・ 白飯

早餐 ・ 培根蔬菜湯

🍙 日式套餐（P.34）

或

🍞 西式套餐（P.35）

第 5 天

午餐

超商族群
・ 法蘭克福香腸
・ 圓盒三角起司
・ 蔬菜棒
・ 鮭魚三角飯糰

自煮族群
・ 豬肉花椰菜
　豆漿咖哩
・ 柴魚烤青椒

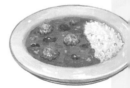

晚餐

主菜 ・ 義式水煮鰤魚

小菜 ・ 咖哩炒洋蔥油豆腐

・ 法式長棍

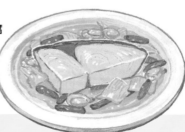

第 6 天

早餐

· 起司味噌湯（含高麗菜、菠菜）

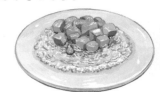

🍙 日式套餐（P.34）

或

🍞 西式套餐（P.35）

午餐

超商族群

· 雞肉丸串
· 烤雞肉串
· 海藻沙拉
· 鮪魚三角飯糰

自煮族群

· 鮭魚散壽司
· 涼拌柑橘醋
　香菇佐竹輪

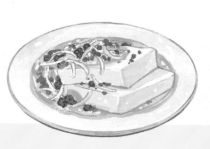

晚餐

主菜 · 豆腐羹

小菜 · 大蒜蒸鮪魚花椰菜

· 白飯

第 7 天

早餐

· 法式清湯
（內含火腿、白菜、花椰菜）

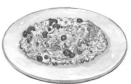

🍙 日式套餐（P.34）

或

🍞 西式套餐（P.35）

午餐

超商族群

· 蟹肉棒
· 圓盒三角起司
· 鮪魚玉米沙拉
· 鮭魚三角飯糰

自煮族群

· 烤鯖魚飯
· 大蒜蒸鮪魚花椰菜

晚餐

主菜 · 爆多雞肉蔬菜義大利麵

小菜 · 咖哩炒洋蔥油豆腐

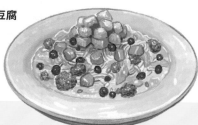

即日起展開行動

藉由飲食 從容護肝

今天是「7日飲食計畫」的第一天，
也是「擺脫脂肪肝」的起點。
先向各位強調一項重點──脂肪肝絕對可以透過飲食改善。
改變飲食習慣後，最先擺脫的絕非皮下脂肪，
也非內臟脂肪，而是「肝臟內的脂肪」。
請抱持著這樣的信念，努力堅持下去吧！

醫師的諫言
處方箋

**過去吃下的食物造就
「現在的身體」，
現在選擇的食物成就
「未來的身體」。**

尾形醫師

檸檬蔬菜湯
（含小番茄、四季豆、鴻喜菇）

無須菜刀和砧板

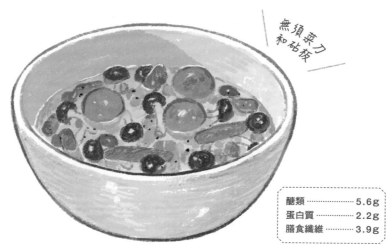

醣類	5.6g
蛋白質	2.2g
膳食纖維	3.9g

食材（1人份）

小番茄 …… 3顆

冷凍四季豆（切段）…… 50g

鴻喜菇 …… 50g

A **水** …… ¾杯

法式清湯粉（顆粒）…… ½小匙

鹽、胡椒 …… 各少許

檸檬汁 …… ½小匙

步驟

1 將**小番茄、四季豆、鴻喜菇、A**倒入耐熱器皿。

2 蓋上保鮮膜，放進微波爐加熱3分30秒。

3 攪拌後淋上**檸檬汁**。

🍱日式菜單營養總量	
醣類	34.2g
蛋白質	19.0g
膳食纖維	8.9g

🍽西式菜單營養總量	
醣類	31.5g
蛋白質	19.2g
膳食纖維	6.4g

護肝小祕技 ▼▼▼▼▼▼▼▼▼▼▼▼▼▼▼▼▼▼▼▼▼▼▼▼

希望早上補充膳食纖維，飲用 蔬菜湯 是最佳選擇。

多利用 生鮮蔬菜包 和 冷凍蔬菜包 讓備料更輕鬆。

第 **1** 天 午餐 超商族群 *Lunch*

鹽烤雞肉串 … 2 支

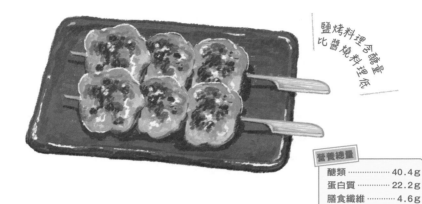

鹽烤料理含醣量比醬燒料理低

營養總量
醣類	40.4g
蛋白質	22.2g
膳食纖維	4.6g

鮪魚玉米沙拉 … 1 盒

附水煮蛋尤佳

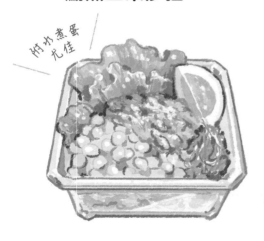

鮭魚三角飯糰 … 1 顆

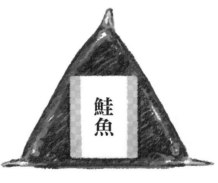

鮭魚

護肝小祕技 ▶ ▼

超商食品 是飲食控制及減重時期的好夥伴。

不過，請務必選購 **沙拉** 而非果菜汁。

鯖魚罐頭拌飯

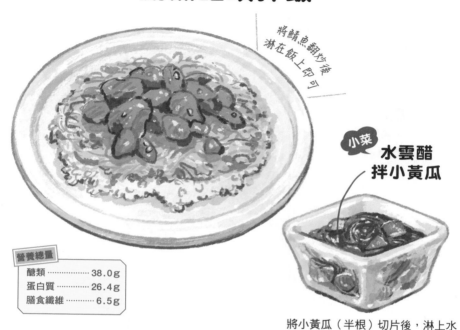

將鯖魚翻炒後
淋在飯上即可

小菜 **水雲醋拌小黃瓜**

營養總量

醣類	38.0g
蛋白質	26.4g
膳食纖維	6.5g

將小黃瓜（半根）切片後，淋上水雲醋（1盒）

食材（1人份）

水煮鯖魚罐頭（瀝乾）…… 1小罐
市售燒肉醬 …… 1大匙
白飯 …… 70g
高麗菜絲 …… 150g
熟炒白芝麻粒 …… 少許
芝麻油 …… 2小匙

步驟

1 將**芝麻油**倒入平底鍋預熱，放入**鯖魚**翻炒，同時加入**燒肉醬**提味。

2 餐盤裝**白飯**，舖上**高麗菜**和**1**，撒上**芝麻**。

護肝小祕技 ▼▼▼▼▼▼▼▼▼▼▼▼▼▼▼▼▼▼▼▼▼▼▼▼▼▼▼▼▼▼

鯖魚所含的成分，能夠**降低體內的三酸甘油脂**。
舖上滿滿的**高麗菜**，無須擔心蔬菜攝取不足。

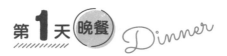

第**1**天（晚餐）*Dinner*

白菜豬肉鍋定食

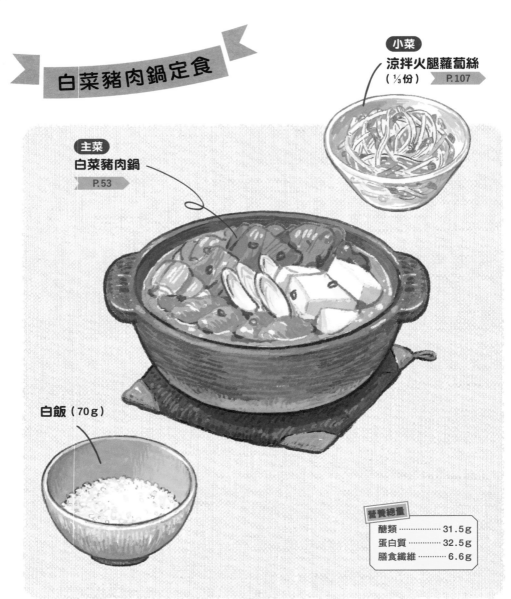

小菜
涼拌火腿蘿蔔絲
（ ⅓份 ）　P.107

主菜
白菜豬肉鍋
　P.53

白飯（70g）

營養總量	
醣類	31.5g
蛋白質	32.5g
膳食纖維	6.6g

今日 主菜 白菜豬肉鍋

中式傳統風味

醣類	4.2g
蛋白質	29.5g
膳食纖維	4.3g

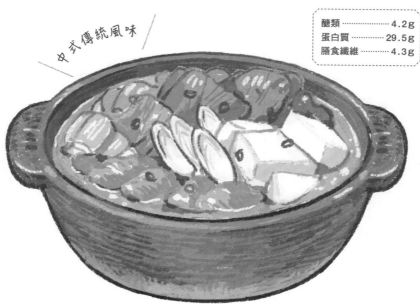

食材（1人份）

火鍋豬肉片 …… 100g
木棉豆腐 …… 半塊（150g）
小白菜 …… 1株
大蔥 …… 半根
鹽 …… ⅓小匙
醬油、芝麻油 …… 各2小匙
A │ **水** …… 2杯
　　│ **中式高湯粉** …… ½小匙
　　│ **辣椒圈** …… 少許
　　│ **酒** …… 1大匙

步驟

1 將**豆腐**切成適合入口大小、**白菜**切成3～4公分段、**大蔥**斜切成段。

2 將**A**倒入鍋內燉煮，撒入**鹽巴**、**醬油**提味。

3 放入 **1** 和**豬肉片**，待食材煮熟後淋上芝麻油。

護肝小祕技 ▼▼▼▼▼▼▼▼▼▼▼▼▼▼▼▼▼▼▼▼▼▼▼▼▼▼

鍋物能讓我們同時攝取蔬菜和蛋白質，為地表最強料理！若**用湯底煮粥，準備50g的白飯即可**。

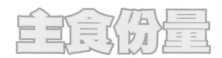

第 **2** 天

╲╲今天開始就會習慣╱╱

悉心控制
主食份量

問題來了！
積聚於肝臟的脂肪，究竟從何而來呢？
答案是，60%出自皮下脂肪及內臟脂肪，26%源自醣類，
只有14%來自食物中的油脂。
因此想要擺脫脂肪肝，則必須「減醣」。

醫師的諫言
處方箋

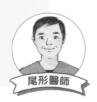

「減少食用精緻澱粉」
為改善脂肪肝的捷徑。

尾形醫師

芝麻味噌湯
（含四季豆、高麗菜、鴻喜菇）

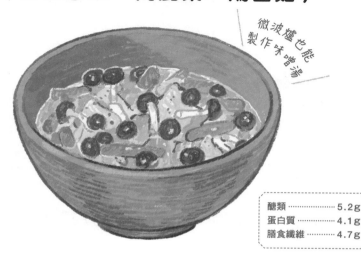

微波爐也能製作味噌湯

醣類	5.2g
蛋白質	4.1g
膳食纖維	4.7g

食材（1人份）

冷凍四季豆（切段）…… 30g
高麗菜絲 …… 50g
鴻喜菇 …… 50g
熟炒白芝麻粒 …… 2小匙

A │ **水** …… ¾杯
　　│ **日式高湯粉** …… 2撮
　　│ **味噌** …… 1又½小匙

步驟

1 將**A**倒入耐熱器皿後攪拌（味噌不必完全溶解）。

2 加入**四季豆、高麗菜絲、鴻喜菇、芝麻**，蓋上保鮮膜，放進微波爐加熱3分30秒。

3 攪拌均勻，直至味噌完全溶解。

日式菜單營養總量

醣類	33.8g
蛋白質	20.9g
膳食纖維	9.7g

西式菜單營養總量

醣類	31.1g
蛋白質	21.1g
膳食纖維	7.2g

 護肝小祕技 ▼▼▼▼▼▼▼▼▼▼▼▼▼▼▼▼▼▼

芝麻具有**抗氧化的功效**，得以改善肝臟的發炎症狀。暖呼呼的蔬菜味噌湯，能夠**促進腸胃蠕動**。

第 **2** 天 (午餐) 超商族群 *Lunch*

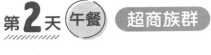

可以選擇自己喜愛的調味料

舒肥雞胸肉

… 1 份

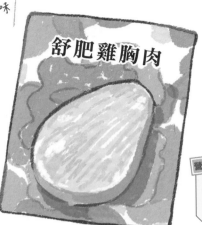

營養總量

醣類	44.5 g
蛋白質	30.2 g
膳食纖維	4.1 g

秋葵沙拉 … 1 盒

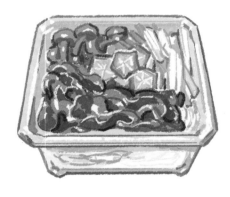

鮪魚美乃滋三角飯糰 … 1 顆

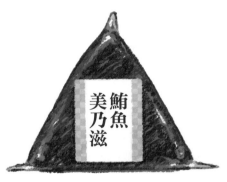

鮪魚美乃滋

▶ 護肝小祕技 ▼▼▼▼▼▼▼▼▼▼▼▼▼▼▼▼▼▼▼▼▼▼▼▼

舒肥雞胸肉為高蛋白質食品，一份**約含20公克的蛋白質**。可以的話盡量每餐食用一份。

小白菜豬肉豆腐炒飯

入味的豆腐加倍美味！

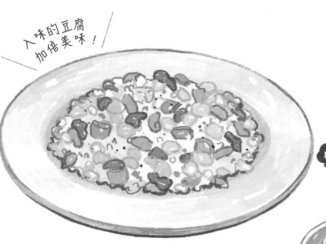

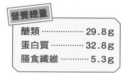

營養總量
醣類	29.8g
蛋白質	32.8g
膳食纖維	5.3g

小菜 **涼拌火腿蘿蔔絲**（⅓份） P.107

食材（1人份）

豬肉片 …… 100g

木綿豆腐（瀝乾）…… 半塊（150g）

小白菜（切成1公分寬）…… 1株

白飯 …… 70g

沙拉油 …… 1大匙

A | **醬油** …… 2小匙
  | **鹽、胡椒** …… 各少許
  | **柴魚片** …… ½包（2g）

步驟

1 將平底鍋預熱後倒入**沙拉油**，加入**豬肉**爆炒。待豬肉變色後，放入**小白菜**一同快速翻炒。

2 用手捏碎**豆腐**，連同**白飯**一同放入平底鍋拌炒，最後倒入**A**調味。

護肝小祕技 ▼▼▼▼▼▼▼▼▼▼▼▼▼▼▼▼▼▼▼▼▼▼▼▼▼▼▼▼▼▼

於炒飯中加入 豆腐 ，不僅能製成一道 低醣 料理，還可以增加 蛋白質 的份量，一舉兩得。

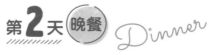

蔬菜紅醬雞排套餐

小菜
柴魚烤青椒（2片） P.105

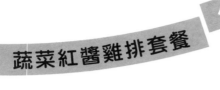

主菜
蔬菜紅醬雞排
P.59

白飯（70g）

營養總量

醣類	34.5g
蛋白質	38.4g
膳食纖維	6.5g

58

今日主菜 **蔬菜紅醬雞排**

蔬菜種類食多愈營養

醣類	8.0g
蛋白質	36.2g
膳食纖維	3.8g

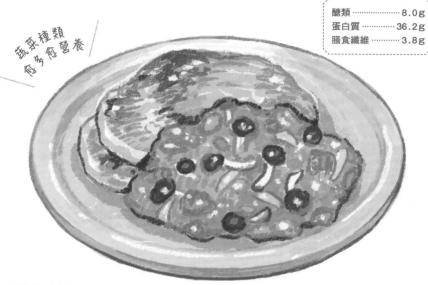

食材（1人份）

雞胸肉 …… 1小塊（200g）
鹽 …… ¼ 小匙
胡椒 …… 少許

A | **洋蔥**（切成1x1公分）…… ¼ 顆
　　| **櫛瓜**（切成1x1公分）…… 半條
　　| **鴻喜菇** …… 30g
　　| **蒜蓉** …… 少許
　　| **切塊番茄罐頭** …… 100g
　　| **水** …… 2大匙
鹽、胡椒 …… 各少許
橄欖油 …… 2小匙

步驟

1 將**雞胸肉**橫切成兩半，撒上**鹽**和**胡椒**。

2 將半份**橄欖油**倒入平底鍋預熱，再放入**雞胸肉**。蓋上鍋蓋，待其中一面煎熟後翻面，兩面皆煎熟後擺放至餐盤上。

3 將另外半份**橄欖油**倒入相同平底鍋預熱後，加入**A**，蓋上鍋蓋悶煮8分鐘。最後撒入**鹽**和**胡椒**提味，淋在 **2** 上。

護肝小祕技 ▼▼▼▼▼▼▼▼▼▼▼▼▼▼▼▼▼▼▼▼▼▼▼▼▼▼

雞胸肉為優質的 **高蛋白質食品**。
以全是蔬菜的醬汁調味，使料理色香味俱全。

養成規律至關重要

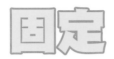

固定
每餐餐點內容

只要固定每餐的餐點內容，便能輕鬆享用每一餐。
若你能撐過前 2 天的摸索，順利迎接第 3 天的話，
相信你一定可以圓滿完成 7 日飲食計畫。
焦躁不安時，請試著摸摸自己的右胸底下，
「日夜殷勤的肝臟」就在這裡。

醫師的諫言
處方箋

> **固定早餐和午餐的餐點內容，**
> **讓忙碌的你，不再「慌忙」。**

尾形醫師

水雲醋蔬菜湯
（含小番茄、白蘿蔔）

水雲醋搖身一變
成為湯品

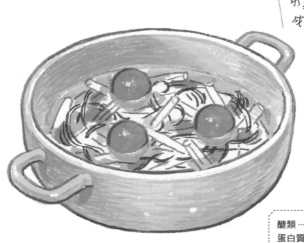

醣類	7.6g
蛋白質	1.0g
膳食纖維	2.2g

食材（1人份）

小番茄 …… 3顆
白蘿蔔絲沙拉 …… 80g
水雲醋（含湯汁）…… 1盒
水 …… ¾匙
醬油 …… 1小匙
芝麻油 …… ½小匙

步驟

1 將全數食材倒入耐熱器皿，蓋上保鮮膜，放進微波爐加熱3分鐘。

2 攪拌均勻。

🍱日式菜單營養總量	
醣類	36.2g
蛋白質	17.8g
膳食纖維	7.2g

🍽西式菜單營養總量	
醣類	33.5g
蛋白質	18.0g
膳食纖維	4.7g

護肝小祕技 ▶

水雲富含膳食纖維，能夠緩和身體吸收醣類的速度。醋能提高身體代謝機能，也請一併倒入湯裡。

第**3**天 午餐 超商族群 *Lunch*

種類豐富
可以選擇喜歡的口味

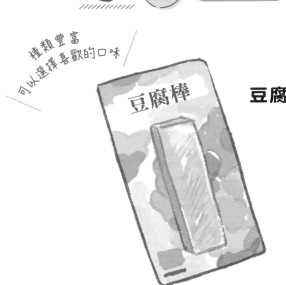

豆腐棒 … 1條

營養總量	
醣類	40.8g
蛋白質	22.0g
膳食纖維	6.9g

章魚花椰菜沙拉
… 1盒

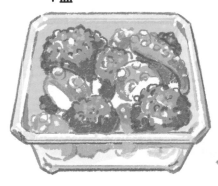

鮪魚美乃滋
三角飯糰 … 1顆

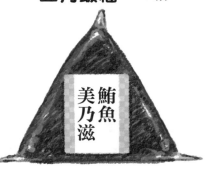

鮪魚
美乃滋

護肝小祕技 ▽▽▽▽▽▽▽▽▽▽▽▽▽▽▽▽▽▽▽▽▽▽▽▽

1條超商販售的 豆腐棒 含有約 10公克的蛋白質 ，
比甜滋滋的市售蛋白棒營養價值更勝一籌。

特製美乃滋唐揚雞丼飯

可買現成的
唐揚雞

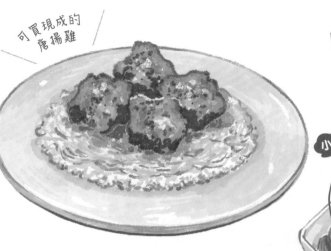

營養總量
醣類	38.2g
蛋白質	25.0g
膳食纖維	5.0g

小菜

柚子胡椒小黃瓜

食材（1人份）

唐揚雞 …… 4塊

沙拉用綜合蔬菜絲 …… 150g

白飯 …… 70g

A｜**柑橘醋醬汁** …… 2小匙
　｜**美乃滋** …… 2小匙

將小黃瓜（1根）切塊後，撒上柚子
胡椒及鹽（各少許）。

步驟

1 用餐盤盛裝**白飯**。

2 鋪上**蔬菜絲**，將A拌勻後淋在上頭，最
　 後擺上唐揚雞。

護肝小祕技 ▼▼▼▼▼▼▼▼▼▼▼▼▼▼▼▼▼▼▼▼▼▼▼▼▼▼▼▼▼▼▼▼▼▼▼▼

減重期間依舊能品嘗唐揚雞，但份量請掌控在握
拳大小。為節省備料程序，可直接購買市售小菜。

鐵板蔬食鮭魚套餐

小菜
涼拌柑橘醋香菇
（半份） P.108

主菜
鐵板蔬食鮭魚
P.65

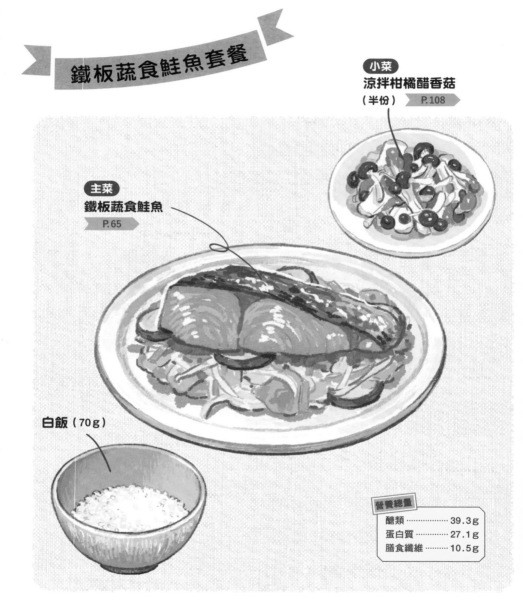

白飯（70g）

營養總量

醣類	39.3g
蛋白質	27.1g
膳食纖維	10.5g

鐵板蔬食鮭魚

一只平底鍋即可上菜！

醣類	11.1g
蛋白質	23.0g
膳食纖維	4.4g

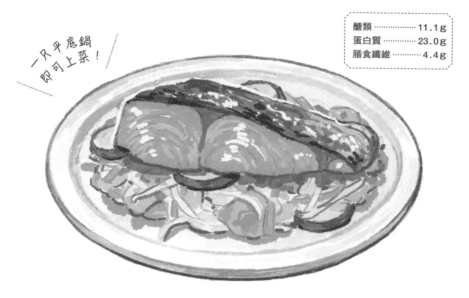

食材（1人份）

生鮭魚 …… 1大塊
鹽、胡椒 …… 各少許
櫛瓜 …… 半條
市售炒菜用綜合蔬菜絲
…… 150g
A | **味噌** …… 1大匙
　　| **味醂** …… 1小匙
奶油 …… 2小匙
酒 …… 2小匙

步驟

1 將**鹽**和**胡椒**撒在**鮭魚**上，然後將**櫛瓜**切成1公分厚片。

2 將**蔬菜絲**和**櫛瓜**鋪滿平底鍋，擺上鮭魚。再將**A**拌勻後淋在上頭，最後放上**奶油**。

3 將**酒**均勻澆淋後蓋上鍋蓋，先開中火悶煮，待平底鍋變熱後轉為小火，悶煮10分鐘。

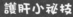

護肝小祕技 ▼▼▼▼▼▼▼▼▼▼▼▼▼▼▼▼▼▼▼▼▼▼▼▼▼▼▼

鮭魚含有豐富的抗氧化成分，更含有**維生素E**，經醫學證實得以**有效改善脂肪肝**。

⋛ 堅持即是超能力 ⋚

比起一鼓作氣，
更應該持之以恆

俗諺有云：「三天打漁，兩天曬網。」
其實立志減重，最後卻半途而廢的人都有「過度努力」
這項共通點，譬如「想要減醣→完全拒絕醣類食品」、
「想要多加攝取蛋白質→補充高蛋白」等等。
然而，其實身體相當排斥極端的變化，
因此付出 70 ％的努力即可。

醫師的諫言
處方箋

若總是認為「用盡全力」
才不會「徒勞無功」，
更容易半途而廢。

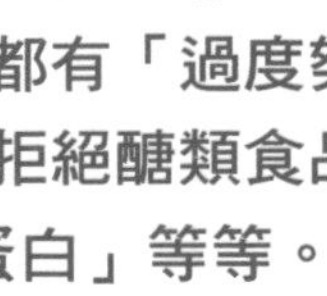

尾形醫師

西式味噌湯
（含高麗菜、花椰菜、培根）

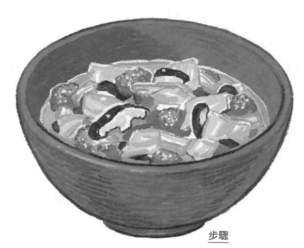

醣類	4.1g
蛋白質	3.3g
膳食纖維	4.1g

食材（1人份）

薄切培根（切成 1.5 公分寬）
…… 半條
高麗菜絲 …… 50g
冷凍花椰菜 …… 30g
香菇（切片）…… 1 朵
A | **水** …… ¾ 杯
  | **法式清湯粉** …… ¼ 小匙
  | **味噌** …… ½ 小匙

步驟

1 將 **A** 倒入耐熱器皿後攪拌（味噌不必完全溶解）。

2 放入**培根、高麗菜絲、花椰菜、香菇**後，蓋上保鮮膜，放進微波爐加熱 3 分 30 秒。

3 攪拌均勻，直至味噌完全溶解。

🍚日式菜單營養總量	
醣類	32.7g
蛋白質	20.1g
膳食纖維	9.1g

🍞西式菜單營養總量	
醣類	30.0g
蛋白質	20.3g
膳食纖維	6.6g

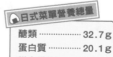 護肝小祕技 ▼▼▼▼▼▼▼▼▼▼▼▼▼▼▼▼▼▼▼▼▼▼▼

可以將剩餘的香菇切片，裝進保鮮袋，放入 冷凍庫 保存 。冷凍後再料理將變得 加倍美味 。

第**4**天 午餐 超商族群 *Lunch*

舒肥雞胸肉 ⋯ 1份

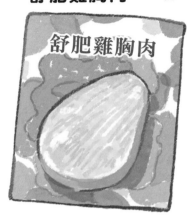

營養總量

醣類 ⋯⋯⋯⋯	42.6g
蛋白質 ⋯⋯⋯	30.5g
膳食纖維 ⋯⋯	4.4g

白蘿蔔沙拉 ⋯ 1盒 　　 柴魚三角飯糰 ⋯ 1顆

請先享用沙拉

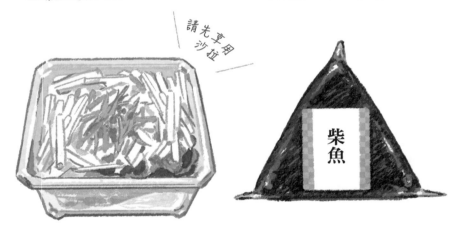

柴魚

護肝小祕技 ▶ ▼ ▼ ▼ ▼ ▼ ▼ ▼ ▼ ▼ ▼ ▼ ▼ ▼ ▼ ▼ ▼ ▼ ▼

改吃糯麥飯糰雖然能夠減少攝取醣類，但還是要
挑選**自己願意持續選購的商品**。

舒肥雞胸肉蔬菜粥

步驟簡單
卻美味可口

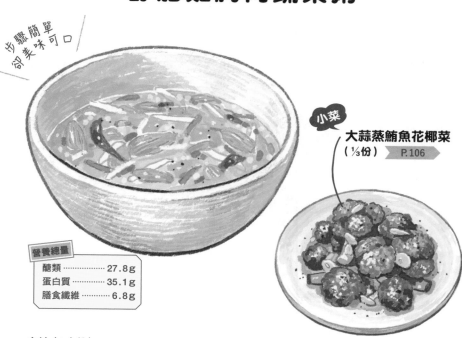

小菜
大蒜蒸鮪魚花椰菜
（⅓份）　P.106

營養總量
醣類 …………… 27.8g
蛋白質 ………… 35.1g
膳食纖維 ……… 6.8g

食材（1人份）

市售舒肥雞胸肉 …… 1份
沙拉用綜合蔬菜絲 …… 50g
白飯 …… 70g
水 …… 1又½杯
A｜**薑末** …… 少許
　｜**鹽、醬油** …… 各少許
　｜**芝麻油** …… 1小匙

步驟

1 將**水**倒入鍋中煮沸後，用手撕碎**舒肥雞胸肉**投入鍋內，同時放入**蔬菜絲**及**白飯**。

2 表面開始冒泡後，蓋上鍋蓋悶煮5分鐘，最後倒入**A**，待滾沸一陣再熄火。

護肝小祕技 ▼▼▼▼▼▼▼▼▼▼▼▼▼▼▼▼▼▼▼

可在料理中加入市售商品，減輕下廚負擔。
讓自己輕鬆堅持下去最重要。

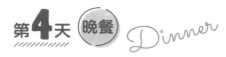

豆漿豆腐燉菜套餐

小菜
豆瓣肉絲蒟蒻
（¼份）
P.109

小菜
柴魚烤青椒
（1片）
P.105

主菜
豆漿豆腐燉菜
P.71

白飯（70g）

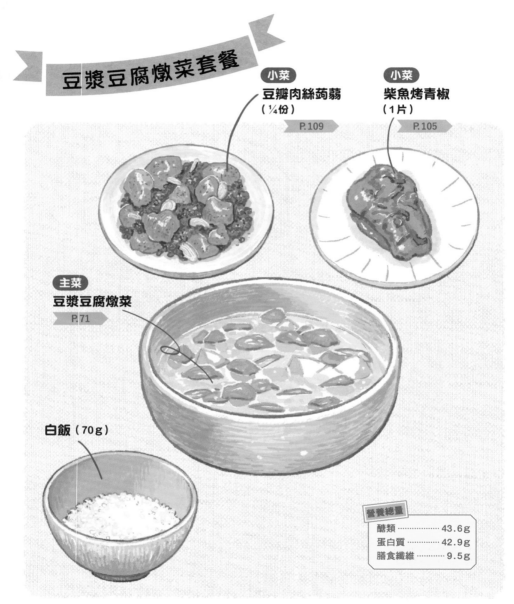

營養總量

醣類	43.6g
蛋白質	42.9g
膳食纖維	9.5g

※主菜份量已足夠，不配白飯也沒關係。

豆漿豆腐燉菜

豆漿不僅是飲料還能當作食材

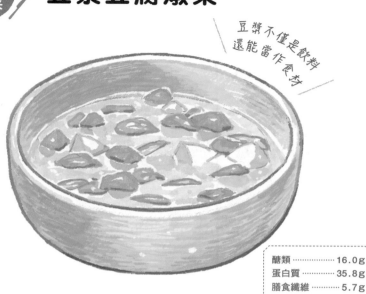

醣類	16.0g
蛋白質	35.8g
膳食纖維	5.7g

食材（1人份）

豬肉片 …… 100g
木棉豆腐 …… 半塊（150g）
洋蔥 …… ¼ 顆
紅蘿蔔 …… ¼ 條
高麗菜 …… 2片
A | **水** …… 1又½杯
　　| **法式清湯粉** …… ½ 小匙
無糖純豆漿 …… 1杯
鹽、醬油 …… 各少許
橄欖油 …… 2小匙

步驟

1 將**洋蔥**切半、**紅蘿蔔**切成不規則狀、**高麗菜**切成大塊。

2 將**橄欖油**倒入鍋中預熱後，放入**豬肉**爆炒，再倒入 *1* 繼續翻炒。

3 倒入 **A** 後蓋上鍋蓋，待沸騰後轉為小火悶煮7～8分鐘。再用手捏碎**豆腐**放入鍋中，倒入**豆漿**，撒入**鹽**和**胡椒**，燉煮5分鐘。

※ 請留存¼杯此道菜餚的醬汁，明天的自煮午餐「**豬肉花椰菜豆漿咖哩**（P.75）」將派上用場。

護肝小秘技 ▼▼▼▼▼▼▼▼▼▼▼▼▼▼▼▼▼▼▼▼▼▼▼▼▼

將食材切成大塊不僅能縮短備料時間、減輕負擔，還能提升口感，增添飽足感！

第 **5** 天

直視自我

留意身體的
變化

你有每天測量體重嗎？
執行減重計畫時，務必確實掌握自己的身體狀況，
留意在改變飲食方法後產生了哪些變化。
請持續檢視自己的體重變化，
但也無須感到焦急，切記莫忘初心。

醫師的諫言
處方箋

> 減重是為了奪回健康的自我
> 與其請教他人該如何飲食，
> 不如請益體重機！

尾形醫師

培根蔬菜湯

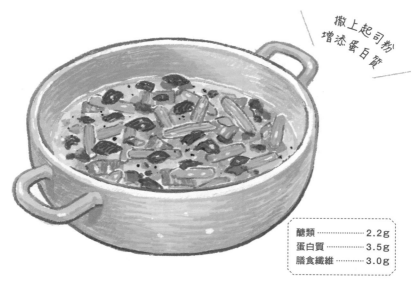

撒上起司粉
增添蛋白質

醣類	2.2g
蛋白質	3.5g
膳食纖維	3.0g

食材（1人份）

薄切培根（切成1.5公分寬）
…… 半條

冷凍菠菜（切碎）…… 50g

冷凍四季豆（切段）…… 60g

A | **法式清湯粉** …… ½小匙
　　| **水** …… 1杯
　　| **鹽、胡椒** …… 各少許

起司粉 …… 1小匙

步驟

1 將**A**倒入耐熱器皿後攪拌均勻。

2 放入**培根**、**菠菜**和**四季豆**，蓋上保鮮膜，放進微波爐加熱4分鐘。

3 攪拌均勻後灑上**起司粉**。

日式菜單營養總量

醣類	30.8g
蛋白質	20.3g
膳食纖維	8.0g

西式菜單營養總量

醣類	28.1g
蛋白質	20.5g
膳食纖維	5.5g

 護肝小祕技 ▶

菠菜、四季豆等綠黃色蔬菜中富含的維生素能夠提升肝臟的抗氧化力。

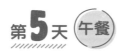

第 **5** 天 午餐 超商族群 *Lunch*

法蘭克福香腸 ⋯ 1 根

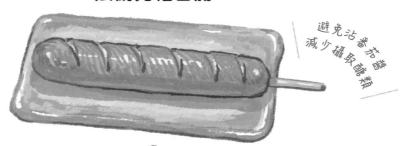

避免沾番茄醬
減少攝取醣類

圓盒三角起司

⋯ 1 塊

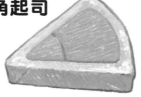

營養總量	
醣類	47.5g
蛋白質	18.2g
膳食纖維	3.5g

蔬菜棒 ⋯ 1 份

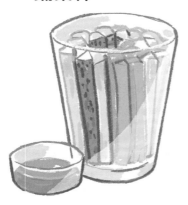

鮭魚三角飯糰 ⋯ 1 顆

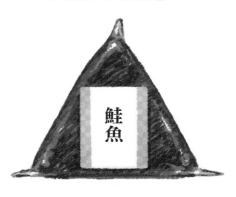

鮭魚

護肝小祕技 ▼▼▼▼▼▼▼▼▼▼▼▼▼▼▼▼▼▼▼▼▼▼

吃 蔬菜棒 能夠增加咀嚼次數,不僅助消化,
還能有效 提升飽足感 。是減重時期的推薦商品。

豬肉花椰菜豆漿咖哩

改造昨日的
豆漿豆腐燉菜

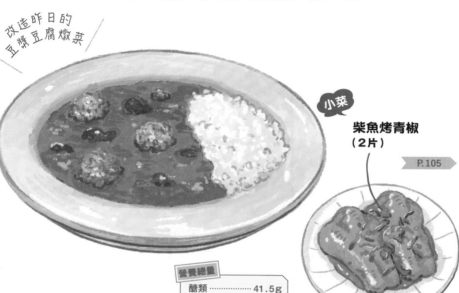

小菜

柴魚烤青椒（2片）

P.105

營養總量

醣類	41.5g
蛋白質	28.6g
膳食纖維	7.9g

食材（1人份）

豬肉片 …… 100g

A | **冷凍花椰菜** …… 100g
昨日豆漿豆腐燉菜的湯汁（P.71）
+無糖純豆漿
…… 1又¼匙

咖哩粉塊 …… 1大滿匙

白飯 …… 70g

鹽、胡椒 …… 各少許

橄欖油 …… 2小匙

步驟

1 將**橄欖油**倒入鍋中預熱後，放入**豬肉**爆炒，再倒入**A**。待沸騰起泡後，加入**咖哩粉塊**並攪拌均勻，最後撒入**鹽**和**胡椒**提味。

2 用餐盤盛裝**白飯**，淋上**A**。

護肝小祕技 ▼▼▼▼▼▼▼▼▼▼▼▼▼▼▼▼▼▼▼▼▼▼▼▼▼

只要加入 豆漿 ，咖哩也能變身成高蛋白料理。
運用昨日的 剩菜 ，事半功倍又能豐富味蕾。

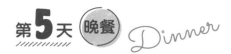

第**5**天 （晚餐） *Dinner*

義式水煮鰤魚套餐

小菜
咖哩炒洋蔥油豆腐
（¼份） P.104

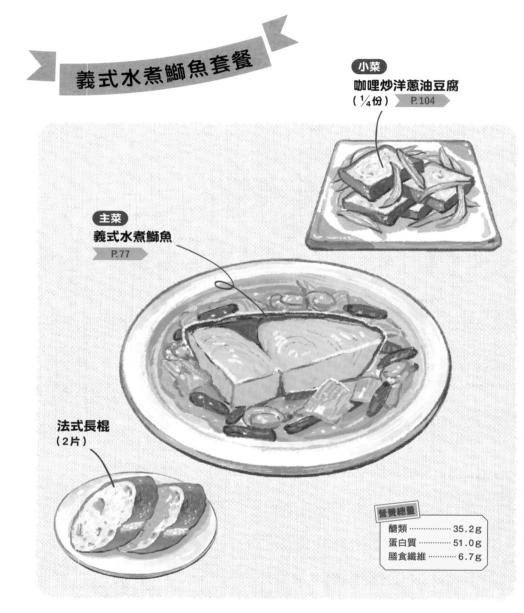

主菜
義式水煮鰤魚
P.77

法式長棍
（2片）

營養總量	
醣類	35.2g
蛋白質	51.0g
膳食纖維	6.7g

今日
主菜

義式水煮鰤魚

濃縮海鮮的鮮甜

醣類	6.9g
蛋白質	41.7g
膳食纖維	4.0g

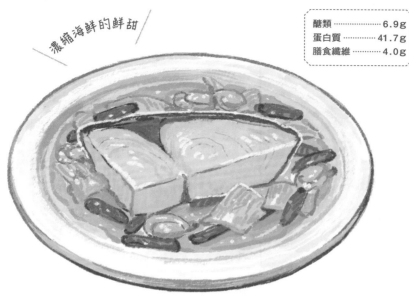

食材（1人份）

- **鰤魚** …… 1片（100g）
- **鹽、胡椒** …… 各少許
- **高麗菜** …… 2枚
- **A** │ **水煮蛤蜊罐頭**（含湯汁）…… 1小罐
  │ **冷凍四季豆**（切段）…… 80g
  │ **水** …… 1杯
  │ **白酒** …… 1大匙
- **蒜頭**（橫切成兩半）…… 半瓣
- **鹽、胡椒** …… 各少許
- **橄欖油** …… 2小匙

步驟

1 將**鹽**和**胡椒**撒在**鰤魚**上。將**高麗菜**切片。

2 將**橄欖油**倒入平底鍋，加入**大蒜**爆香。再放入**鰤魚**，將兩面煎至金黃熟透。

3 放入**高麗菜**和**A**，待沸騰後蓋上鍋蓋，以小火悶煮7～8分鐘，最後撒入**鹽**和**胡椒**提味。如果有檸檬，也可以最後加一點。

護肝小祕技 ▼▼▼▼▼▼▼▼▼▼▼▼▼▼▼▼▼▼▼▼▼▼

蛤蠣不僅含有豐富的礦物質，其中的牛磺酸更帶來鮮甜滋味，甚至具有改善肝功能的功效。

今日一同「改善腸道環境」

護肝飲食法
也能照護腸道

腸道內的壞菌製造出毒素後，
會經由肝門靜脈直搗肝臟，換言之「腸道為肝臟的上游」，
一旦腸道環境失調，將危害肝臟健康。
因此維持腸道健康，等同於維護肝臟的健康。
不僅如此，良好的腸道環境還能帶你遠離便祕，
提升減重效率。

醫師的諫言
處方箋

腸道的血液將直搗肝臟，
因此「有益腸道＝
有益肝臟」。

尾形醫師

起司味噌湯
（含高麗菜、菠菜）

早上喝碗湯
促進腸胃蠕動

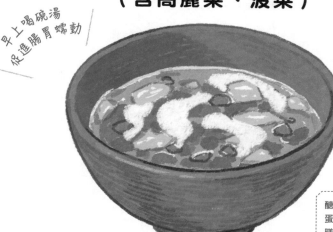

醣類	3.7g
蛋白質	9.3g
膳食纖維	2.7g

食材（1人份）

高麗菜絲 …… 50g

冷凍菠菜 …… 40g

雪印北海道起司棒 …… 1條

A │ **水** …… ¾ 杯

　　│ **日式高湯粉** …… 2撮

　　│ **味噌** …… 1又 ½ 小匙

步驟

1 將 **A** 倒入耐熱器皿後攪拌（味噌不必完全溶解）。

2 放入**高麗菜絲**和**菠菜**，蓋上保鮮膜，放進微波爐加熱3分30秒。

3 攪拌均勻直到味噌完全溶解。最後將**起司棒**剝碎撒上去，利用餘溫融化起司。

日式菜單營養總量	
醣類	32.3g
蛋白質	26.1g
膳食纖維	7.7g

西式菜單營養總量	
醣類	29.6g
蛋白質	26.3g
膳食纖維	5.2g

護肝小祕技 ▼▼▼▼▼▼▼▼▼▼▼▼▼▼▼▼▼▼▼▼▼▼

發酵食品 X 膳食纖維食品 為維護腸道健康的最強組合。起司味噌湯是結合兩項發酵食品的 護腸湯 。

79

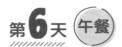

第**6**天 午餐 超商族群 *Lunch*

雞肉丸串、烤雞肉串 … 各1支

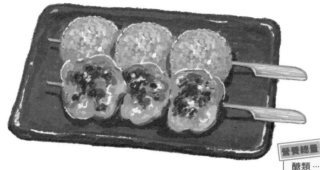

營養總量

醣類	47.5g
蛋白質	25.6g
膳食纖維	4.2g

海藻沙拉 … 1盒   鮪魚三角飯糰 … 1顆

海帶芽能增進腸胃健康！

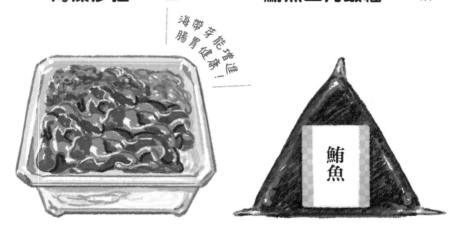

鮪魚

護肝小祕技 ▼▼▼▼▼▼▼▼▼▼▼▼▼▼▼▼▼▼▼▼▼

海藻含有**水溶性膳食纖維**，不僅能預防血糖值飆升，還具備**整頓腸道環境**的功效。

鮭魚散壽司

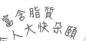
富含脂質
之人大快朵頤

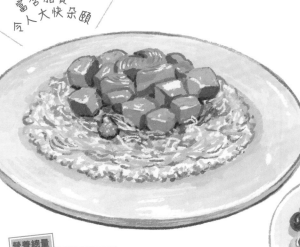

小菜

涼拌柑橘醋
香菇佐竹輪

營養總量

醣類	35.4g
蛋白質	21.4g
膳食纖維	7.4g

將竹輪（1根）切碎後，拌入涼拌柑橘
醋香菇（¼份，食譜請參照P.108）。

食材（1人份）

水煮鮭魚罐頭（瀝乾）…… 1小罐

A │ **柑橘醋醬汁** …… 1大匙
　　│ **橄欖油** …… 1小匙

沙拉用綜合蔬菜絲 …… 100g

小顆酪梨（切成1.5×1.5㎝塊）
　…… 半顆

白飯 …… 70g

芥末 …… 少許

步驟

1 將鮭魚罐頭中的**鮭魚**倒入碗中，
再倒入**A**並攪拌均勻。

2 用餐盤盛裝**白飯**，鋪上**綜合蔬菜
絲**及**酪梨**，擺上 **1**，最後加點**芥
末**。

護肝小祕技 ▼▼▼▼▼▼▼▼▼▼▼▼▼▼▼▼▼▼▼▼▼▼▼▼▼▼

我們可以藉由鮭魚和酪梨攝取其中的 優質脂肪 。
酪梨中的油酸還具有 改善便祕 的功效。

豆腐羹套餐

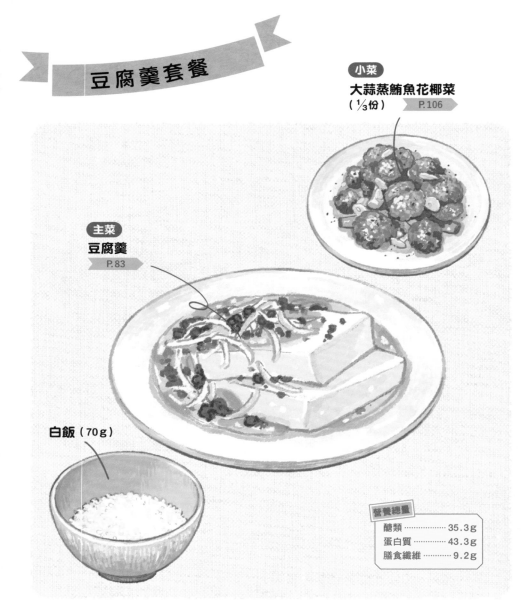

小菜
大蒜蒸鮪魚花椰菜
（⅓份） P.106

主菜
豆腐羹
P.83

白飯（70g）

營養總量

醣類	35.3g
蛋白質	43.3g
膳食纖維	9.2g

※主菜份量已足夠，不配白飯也沒關係。

今日主菜 豆腐羹

豆腐也能變成豐盛的主菜

醣類	9.3g
蛋白質	35.8g
膳食纖維	3.7g

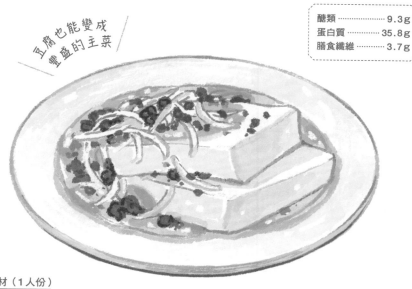

食材（1人份）

木棉豆腐 …… 1小塊（200g）
橄欖油 …… 1小匙
豬絞肉 …… 80g
豆芽菜 …… 100g
芝麻油 …… 1小匙

A | **水** …… ¾ 杯
| **日式高湯粉** …… 少許
| **醬油** …… 2小匙
| **味醂** …… 1小匙
| **鹽** …… 少許

B | **馬鈴薯澱粉** …… 1又 ½ 小匙
| **水** …… 1大匙

步驟

1 將**豆腐**橫切成兩半。

2 將**橄欖油**倒入平底鍋預熱，放入**豆腐**，將豆腐兩面煎至金黃色後盛至餐盤上。

3 同個平底鍋倒入**芝麻油**預熱，放入**豬絞肉**和**豆芽菜**爆炒。炒熟後先倒入**A**，沸騰一陣後再倒入**B**。待其呈黏稠狀後，起鍋淋於**2**上。

護肝小祕技 ▼▼▼▼▼▼▼▼▼▼▼▼▼▼▼▼▼▼▼▼▼▼▼

豆腐含有寡糖，能成為腸道好菌的飼料，提升整腸效果。還含有大量蛋白質，是減重的好夥伴。

飲食計畫最終章

熟知飲食妙方，
肝臟自然健康

恭喜各位順利完成了一週飲食計畫！
相信你一定會發現，減重並不需要全面絕食，
只需遵守本書的「護肝瘦身飲食法」即可，
而且這套方法也「更容易堅持下去」。
牢記這套飲食準則並持之以恆，必定能成功擺脫脂肪肝！

醫師的諫言
處方箋

今天的自己，
已和昨天的自己
截然不同。

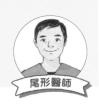

尾形醫師

法式清湯
（含火腿、大白菜、花椰菜）

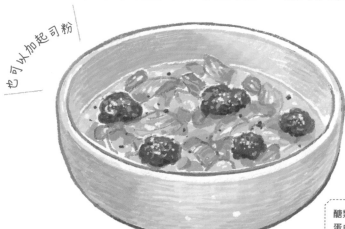

也可以加起司粉

> 醣類 ···············2.0g
> 蛋白質 ············3.8g
> 膳食纖維 ·········2.0g

食材（1人份）

煙燻火腿片（用手撕碎）······2片
市售碎切大白菜 ······50g
冷凍花椰菜 ······30g
A **水** ······¾杯
　　法式清湯粉 ······½小匙
　　鹽、胡椒 ······少許

步驟

1 將**A**倒入耐熱器皿後攪拌均勻。

2 接著放入**火腿、大白菜**和**花椰菜**，蓋上保鮮膜，放進微波爐加熱3分30秒。

3 攪拌均勻。

🍙日式菜單營養總量	
醣類	30.6g
蛋白質	20.6g
膳食纖維	7.0g

🍞西式菜單營養總量	
醣類	27.9g
蛋白質	20.8g
膳食纖維	4.5g

護肝小祕技 ▼▼▼▼▼▼▼▼▼▼▼▼▼▼▼▼▼▼▼▼▼▼▼▼

可以自行**變換食材**，譬如將大白菜絲替換成 高麗菜絲 ，或加入 香菇 等。

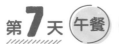

第 **7** 天 午餐 超商族群 *Lunch*

約含有10g的蛋白質

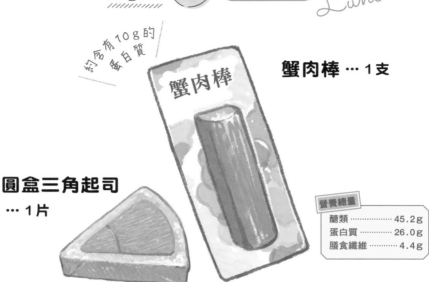

蟹肉棒 ··· 1支

圓盒三角起司
··· 1片

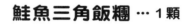

營養總量

醣類	45.2g
蛋白質	26.0g
膳食纖維	4.4g

鮪魚玉米沙拉 ··· 1盒

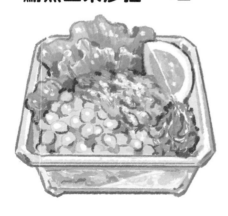

鮭魚三角飯糰 ··· 1顆

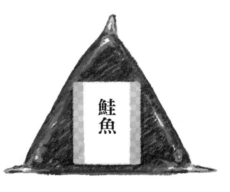

鮭魚

護肝小祕技 ▶ ▼▼▼▼▼▼▼▼▼▼▼▼▼▼▼▼▼▼▼▼

想要利用超商食品解決 晚餐 時也可以參考此份菜
單，天氣寒冷時也可以選購 關東煮 。

烤鯖魚飯

將食材和白飯
混合攪拌後即可上菜

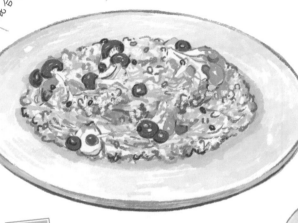

小菜

大蒜蒸鮪魚花椰菜
(¼份)
(P.106)

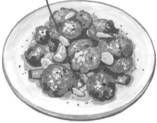

營養總量
醣類 …………… 29.1g
蛋白質 …………… 21.1g
膳食纖維 ………… 10.5g

食材（1人份）

市售鹽烤鯖魚 …… 1片

A｜ 沙拉用綜合蔬菜絲 …… 50g
涼拌柑橘醋香菇（請參照P.108）
…… ¼ 量
熟炒白芝麻粒（白）…… 1小匙
白飯 …… 70g

步驟

將**烤鯖魚**放入碗中搗碎後，
加入**A**攪拌均勻。

護肝小祕技 ▼▼▼▼▼▼▼▼▼▼▼▼▼▼▼▼▼▼▼▼▼▼▼▼▼▼▼

可以直接購買市售的 烤鯖魚 。
再搭配一盤冷藏涼拌小菜，輕鬆上桌。

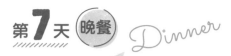

第 **7** 天 晚餐 *Dinner*

爆多雞肉蔬菜義大利麵套餐

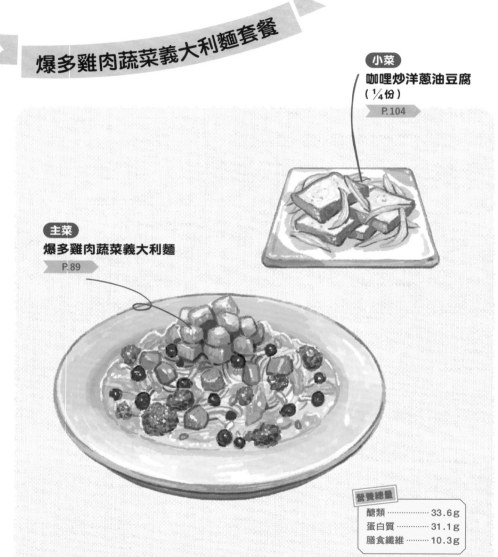

小菜
咖哩炒洋蔥油豆腐
(1/4 份)
P.104

主菜
爆多雞肉蔬菜義大利麵
P.89

營養總量

醣類	33.6g
蛋白質	31.1g
膳食纖維	10.3g

今日主菜 爆多雞肉蔬菜義大利麵

減重期間也能享用義大利麵

醣類	27.2g
蛋白質	25.2g
膳食纖維	8.7g

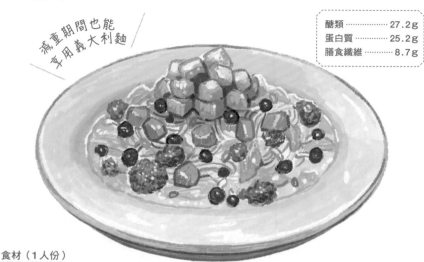

食材（1人份）

雞胸肉 …… 100g
鹽、醬油 …… 各少許
市售碎切大白菜 …… 50g
鴻喜菇 …… 50g
冷凍花椰菜 …… 50g
小顆酪梨 …… 半顆
義大利麵麵條 …… 35g
A | **水** …… 1又½杯
　　| **法式清湯粉** …… 1小匙
鹽、醬油 …… 各少許
蒜頭（切片）…… 半瓣
辣椒圈 …… 少許
橄欖油 …… 1大匙

步驟

1 將**雞肉**切成2×2cm的塊狀，然後撒上**鹽**和**胡椒**。將**酪梨**切成1.5×1.5cm的塊狀。

2 將**橄欖油**倒入平底鍋，放入**蒜頭**及**辣椒圈**爆香，再放入**雞肉**、**大白菜**和**鴻喜菇**一同拌炒。

3 倒入**A**，沸騰一陣後，將**義大利麵**折半丟入，蓋上鍋蓋悶煮。2分鐘後放入**花椰菜**。

4 放入**酪梨**，撒入**鹽**和**胡椒**調味，沸騰後即可起鍋。

護肝小祕技 ▶

配料豐富的 義大利湯麵 ，即便減少麵條份量亦能大飽口福。 多下點功夫 ，義大利麵也能成佳餚。

海帶味噌湯
（含萵苣、金針菇）

萵苣是道富含
蛋白質的佳餚

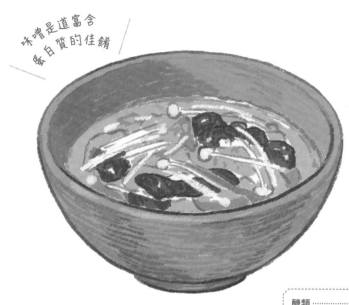

醣類	5.0g
蛋白質	2.7g
膳食纖維	4.7g

食材（1人份）

萵苣 …… 1片
金針菇 …… 80g
乾燥海帶芽 …… 2小匙
A | **水** …… 1杯
　 | **味噌** …… 1又½小匙
　 | **日式高湯粉** …… 2撮

步驟

1 將**A**倒入耐熱器皿後攪拌（味噌不必完全溶解）。

2 放入剁碎的**萵苣**、**金針菇**和**海帶芽**，蓋上保鮮膜，放進微波爐加熱3分鐘。

3 攪拌均勻直至味噌完全溶解。

小筆記

即便只是利用微波爐調理，金針菇和海帶仍會出汁，增添湯品的風味。於湯品中加入海帶芽，幫助我們完整攝取其中的水溶性膳食纖維。

蔬菜咖哩湯
（含白蘿蔔、大豆、花椰菜）

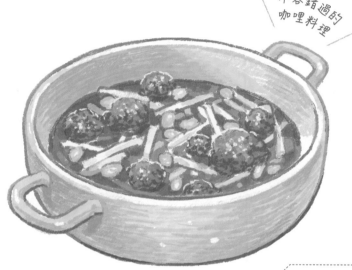

不容錯過的咖哩料理

醣類	4.8g
蛋白質	5.1g
膳食纖維	4.2g

食材（1人份）

水煮大豆 …… 30g
白蘿蔔絲沙拉 …… 50g
冷凍花椰菜 …… 30g
A | **水** …… ¾ 杯
　　| **咖哩粉塊** …… 2小匙
　　| **鹽、醬油** …… 各少許

小筆記

咖哩粉塊等食材含有油脂，能增添飽食感。若手邊沒有咖哩粉塊，也可以改加¼小匙的咖哩粉。

步驟

1 將**A**倒入耐熱器皿後攪拌（咖哩粉塊不必完全溶解）。

2 接著放入**大豆**、**白蘿蔔**和**花椰菜**，蓋上保鮮膜，放進微波爐加熱3分30秒。

3 全部攪拌均勻，直到咖哩粉塊完全溶解。

金針菇湯
（含小番茄、萵苣、四季豆）

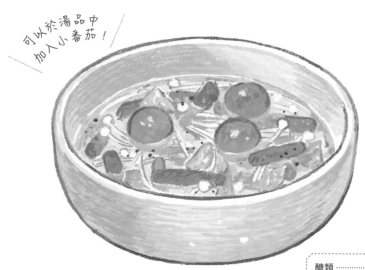

可以於湯品中加入小番茄！

醣類	8.9g
蛋白質	2.4g
膳食纖維	4.4g

食材（1人份）

小番茄 …… 3顆
萵苣（剝碎）…… 1片
冷凍四季豆（切段）…… 50g
金針菇 …… 50g
A ｜ **水** …… 1杯
　　｜ **法式清湯粉** …… ½小匙
　　｜ **鹽、胡椒** …… 各少許

步驟

1 將**A**倒入耐熱器皿後攪拌均勻。

2 放入**小番茄、萵苣、四季豆**和**金針菇**，蓋上保鮮膜，放進微波爐加熱3分30秒。

3 攪拌均勻。

小筆記

除了購買市售的冷凍四季豆，也可以將四季豆水煮後裝進保鮮冷凍袋，放入冷凍庫保存。

奶油風味蔬菜湯
（含水煮大豆、大白菜）

大豆和奶油
為絕佳組合

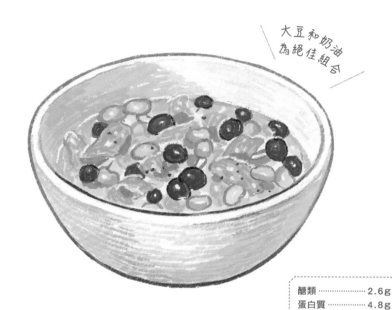

醣類	2.6g
蛋白質	4.8g
膳食纖維	4.1g

食材（1人份）

水煮大豆 …… 30g
市售碎切大白菜 …… 80g
鴻喜菇 …… 30g
A | **水** …… ¾ 杯
| **法式清湯粉** …… ½ 小匙
| **鹽、醬油** …… 各少許
| **奶油** …… 1小匙

步驟

1 將**A**放入耐熱器皿後攪拌均勻。

2 放入**大豆**、**大白菜**和**鴻喜菇**，蓋上保鮮膜，放進微波爐加熱3分鐘。

3 攪拌均勻。

小筆記

於料理中加入水煮大豆不僅可以補充蛋白質，還能提升飽足感。平時品嘗奶油總會罪惡感十足，但搭配蔬菜湯便可安心享用。

日式酸梅湯
（含香菇、大白菜）

酸梅乾使湯品
喝起來清爽可口

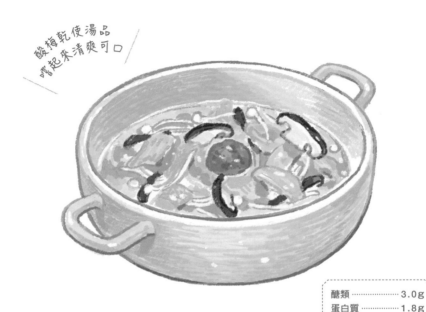

醣類	3.0g
蛋白質	1.8g
膳食纖維	4.0g

食材（1人份）

市售碎切大白菜 …… 50g
金針菇 …… 30g
香菇（切片）…… 2朵
酸梅乾 …… 1顆
A | **水** …… ¾杯
　　| **日式高湯粉** …… 2撮
鹽 …… 少許

步驟

1 將**A**倒入耐熱器皿後攪拌均勻。

2 放入**大白菜、金針菇、香菇**和**酸梅乾**，蓋上保鮮膜，放進微波爐加熱3分鐘。

3 攪拌均勻後，撒**鹽**調味。

> **小筆記**
>
> 飲用酸梅湯能促進唾液分泌，而唾液中的酵素可以協助消化澱粉，減輕身體的負擔。

蔬菜法式清湯
（含豆苗、香菇）

具有爽脆的好口感

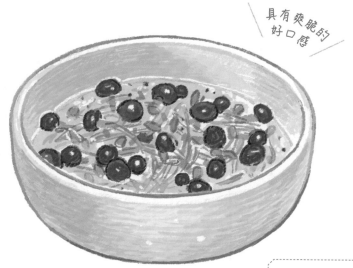

醣類	2.3g
蛋白質	2.4g
膳食纖維	3.8g

食材（1人份）

生鮮豆苗（切成2～3公分段）
…… 半包

鴻喜菇 …… 80g

A | **水** …… ¾ 杯
 | **法式高湯粉** …… ½ 小匙
 | **鹽、醬油** …… 各少許
 | **橄欖油** …… ½ 小匙

步驟

1 將**A**倒入耐熱器皿後攪拌均勻。

2 放入**豆苗**和**鴻喜菇**，蓋上保鮮膜，放進微波爐加熱3分鐘。

3 攪拌均勻。

豆苗是豌豆的枝莖嫩葉，可以從中同時攝取「豆類」和「綠黃色蔬菜」的營養素，為營養價值豐富的食材。

生薑味噌湯
（含竹輪、豆苗）

生薑具有
暖和身體的功效

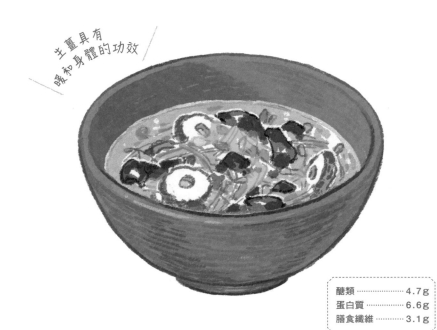

醣類	4.7g
蛋白質	6.6g
膳食纖維	3.1g

食材（1人份）

竹輪（切片）…… 1根
生鮮豆苗（切成2～3公分段）
…… 半包
切段海帶芽 …… 1大匙
薑末 …… 少許
A | **水** …… 1杯
| **日式高湯粉** …… 2撮
| **味噌** …… 1又½小匙

步驟

1 將**A**倒入耐熱器皿後攪拌（味噌不必完全溶解）。

2 接著放入**竹輪**、**豆苗**、**海帶芽**和**薑末**，蓋上保鮮膜，放進微波爐加熱3分鐘。

3 攪拌均勻直至味噌完全融化。

放入1根竹輪補充蛋白質，加入口感爽脆的豆苗，使這碗湯搖身一變成「可以咀嚼的味噌湯」。

日式千層白菜豬肉鍋

鮮甜的白菜
可謂珍饈佳餚

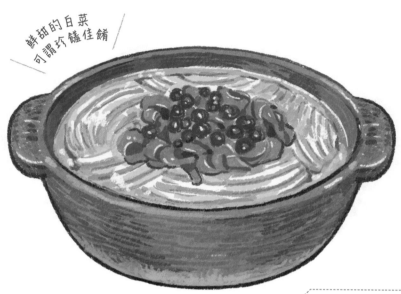

醣類	8.5g
蛋白質	21.4g
膳食纖維	6.9g

食材（1人份）

火鍋用豬肉片 …… 100g
大白菜 …… 200g
胡蘿蔔 …… ¼ 條
鴻喜菇 …… 100g

A | **水** …… ½ 半杯
| **日式高湯粉** …… 少許
| **薑末** …… 少許
| **酒** …… 1大匙
| **鹽** …… ⅓小匙
| **醬油** …… 1小匙

步驟

1 底層鋪上1片**白菜**，於上頭擺滿**豬肉**後，再覆蓋另1片白菜。反覆堆疊多層後，切成3～4公分段。利用削皮刀將**胡蘿蔔**削成薄片。

2 將切段的白菜豬肉千層切面朝上擺入鍋內，並放入**胡蘿蔔片**和**鴻喜菇**。最後倒入**A**，蓋上鍋蓋燉煮。沸騰後，以小火悶煮10分鐘。

小筆記

在看似平凡的千層白菜豬肉鍋中加入生薑，能讓這道菜在寒冷的夜替你驅寒保暖。此外，還可以讓你大啖大白菜。

爆多蔬菜油豆腐羅宋湯

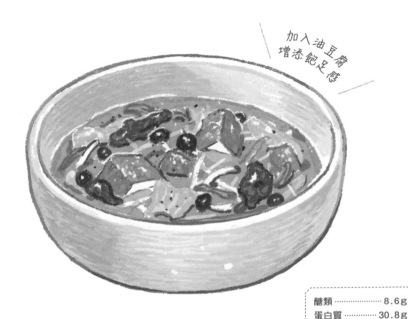

加入油豆腐
增添飽足感

醣類	8.6g
蛋白質	30.8g
膳食纖維	6.8g

食材（1人份）

牛邊角肉 …… 100g

油豆腐 …… 半塊

市售炒食用綜合蔬菜絲 …… 100g

鴻喜菇 …… 80g

蒜片 …… 半瓣蒜頭量

橄欖油 …… 2小匙

A | **水** …… 1又½杯
 | **法式高湯粉** …… ½小匙
 | **辣椒圈** …… 少許

B | **切塊蕃茄罐頭** …… 100g
 | **鹽、胡椒** …… 各少許

步驟

1 將**油豆腐**切成4等份。

2 將**橄欖油**倒入鍋中預熱，放入**牛肉、蒜片、綜合蔬菜絲**和**鴻喜菇**拌炒後，加入**A**並蓋上鍋蓋。

3 沸騰後轉為小火，放入**1**，燉煮7～8分鐘。最後加入**B**，燉煮5分鐘。

小筆記

於料理中加入大量牛肉不僅食材花費高，脂肪含量也高。若將一半的肉更改成油豆腐，則可以提升營養價值。

千層鮭魚豆腐

利用微波爐
輕鬆上菜

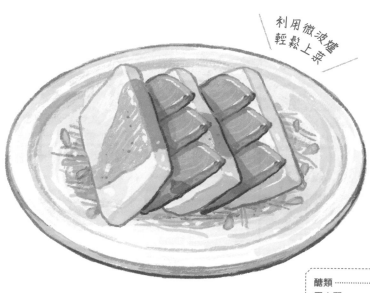

醣類	4.7g
蛋白質	30.1g
膳食纖維	4.6g

食材（1人份）

鮭魚生魚片 ⋯⋯ 80g
木棉豆腐 ⋯⋯ 1小塊（200g）
生鮮豆苗 ⋯⋯ 1包
鹽 ⋯⋯ 少許
橄欖油 ⋯⋯ 2小匙
酒 ⋯⋯ 2小匙
A ｜ **柚子胡椒** ⋯⋯ 少許
　　 柑橘醋醬汁 ⋯⋯ 1大匙

步驟

1 將**豆腐**切片（約1公分厚），**豆苗**切成段（約3公分）。

2 將**豆苗**鋪滿耐熱器皿。擺上一塊**豆腐**，於上頭擺放**鮭魚生魚片**後，再覆蓋另一塊豆腐，反覆堆疊。最後淋上**橄欖油**和**酒**，蓋上保鮮膜，放進微波爐加熱4分30秒。

3 淋上混合後的**A**。

小筆記

味道清淡的豆腐能和其他食材交織成多樣化的美味佳餚。在這道料理中，豆腐和鮭魚層層堆疊，與柚子胡椒及柑橘醋醬汁共譜美食交響樂。

青椒香菇豬肉披薩

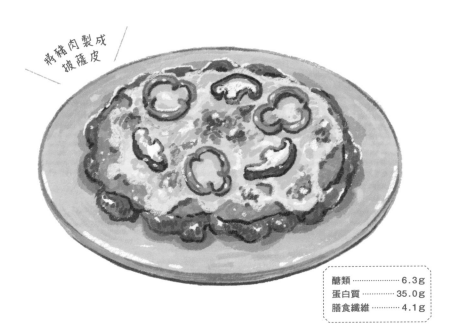

將豬肉製成披薩皮

醣類	6.3g
蛋白質	35.0g
膳食纖維	4.1g

食材（1人份）

豬後腿肉片 …… 50g
鹽、胡椒 …… 各少許
青椒 …… 1顆
香菇 …… 3朵
披薩乳酪絲 …… 30g
番茄醬 …… 1大匙
蒜末 …… 少許
橄欖油 …… 2小匙

小筆記

因披薩含醣量過高而按捺口腹之欲的人，請務必參考本食譜，將豬肉製成披薩皮，擺上美味的餡料吧！

步驟

1 將**豬肉**切成一口大小，**青椒**切成5毫米薄片，**香菇**切成薄片。

2 將**橄欖油**倒入平底鍋中，**豬肉**攤平鋪滿後，灑上**鹽**和**胡椒**。

3 塗上**番茄醬**及**蒜末**，擺上**青椒**、**香菇**和**起司**，蓋上鍋蓋，利用中火悶煎7～8分鐘。

醬燒豬肉油豆腐

肉量和菜量一樣豐富

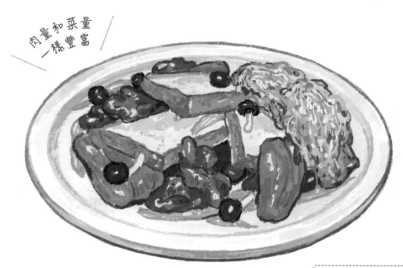

醣類	14.2g
蛋白質	30.7g
膳食纖維	5.7g

食材（1人份）

豬後腿肉片 …… 100g
鹽、胡椒 …… 各少許
油豆腐 …… ½枚
洋蔥 …… ¼個
青椒 …… 2個
鴻喜菇 …… 50g
橄欖油 …… 2小匙
A **薑末** …… ½小匙
  醬油 …… 1大匙
  味醂 …… 2小匙
高麗菜絲 …… 50g

步驟

1 將**豬肉**切成入口大小，撒上**鹽**和**胡椒**。將**油豆腐**切成1公分片狀，**洋蔥**切成1.5公分厚，**青椒**縱切成兩半。

2 將**橄欖油**倒入平底鍋預熱，放入**豬肉**、**油豆腐**、**洋蔥**、**青椒**和**鴻喜菇**一同翻炒，再倒入混合後的**A**拌炒。

3 先將**高麗菜絲**平鋪於餐盤上，接著再淋上**2**。

小筆記

比起只有豬肉的薑燒豬肉料理，加入油豆腐後不僅能豐富口感，吸飽醬汁的油豆腐更是人間美味。

鯖魚泡菜鍋

入味的豆腐
令人垂涎欲滴

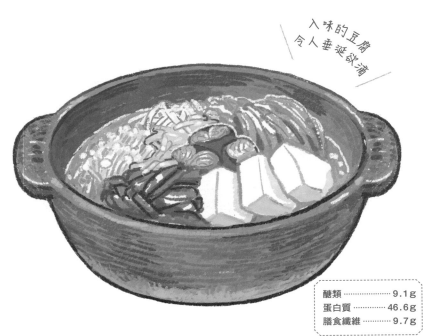

醣類	9.1g
蛋白質	46.6g
膳食纖維	9.7g

食材（1人份）

水煮鯖魚罐頭（含汁）…… 1小罐
木棉豆腐…… 半塊（150g）
泡菜 …… 80g
豆芽菜 …… 100g
金針菇 …… 50g
韭菜 …… 1把
A　**水** …… 2杯
　　醬油 …… 2小匙
蒜末 …… 少許
芝麻油 …… 2小匙
披薩乳酪絲 …… 30g

步驟

1 將**豆腐**切成3公分厚塊狀，**韭菜**切成3公分長段。

2 熱鍋後倒入**芝麻油**，加入**蒜末**爆香後，先放入**泡菜**翻炒，再倒入**A**。沸騰一陣後放入**鯖魚**、**豆腐**、**豆芽菜**和**金針菇**，蓋上鍋蓋燉煮。

3 食材煮熟時，放入起司，烹煮至其融化。

小筆記

除了常見的豬肉泡菜鍋，鯖魚同樣也能搭配泡菜。青背魚類含有優質脂肪，能促進血液循環。

水煮芥末高麗菜培根

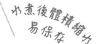

小煮後體積縮小
易保存

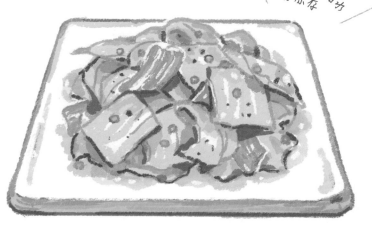

保存天數
2~3日

食材（利於製作的份量）

高麗菜 …… ¼ 顆（300g）
薄切培根 …… 2 片
A **水** …… ¼ 杯
芥末籽 …… 2 大匙
鹽、醬油 …… 各少許
橄欖油 …… 2 小匙

步驟

1 將**高麗菜**切成小塊，**培根**切成 2 公分厚的片狀。

2 將 *1* 和 **A** 倒入鍋中，攪拌均勻後蓋上鍋蓋，先以中火燉煮，沸騰後再轉用小火熬煮 7~8 分鐘。

3 裝進乾淨的封裝容器，冷卻後放入冰箱冷藏。

食材筆記 **高麗菜**

護胃功效名聞遐邇的高麗菜還富含維生素U，能夠促進身體代謝肝臟中的脂肪，改善肝功能。

咖哩炒洋蔥油豆腐

咖哩風味的
手香小菜

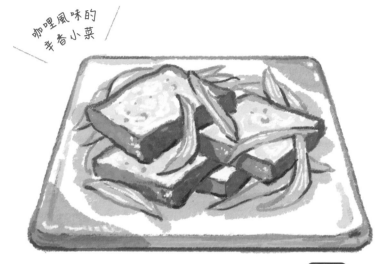

保存天數
2~3日

食材（利於製作的份量）

洋蔥 …… 1 大顆

油豆腐 ……1 塊

橄欖油 …… 2 小匙

A | **咖哩粉塊** …… 1 大匙
　　 | **醬油** …… 1 小匙
　　 | **鹽、胡椒** …… 各少許

步驟

1 將**洋蔥**切絲，**油豆腐**切成約 1 公分厚的片狀。

2 將**橄欖油**倒入平底鍋預熱，放入**洋蔥**拌炒。將洋蔥炒軟後，放入**油豆腐**一同翻炒，最後加入**A**提味。

3 裝進乾淨的封裝容器，冷卻後放入冰箱冷藏。

食材筆記 洋蔥

洋蔥雖然含有較多醣類，卻是餐桌上不可或缺的食材。其更含有二烯丙基硫醚，具有疏通血液循環的功效。

7日飲食計畫中的出現天數
第5天晚餐（P.76）、第7天晚餐（P.88）

柴魚烤青椒

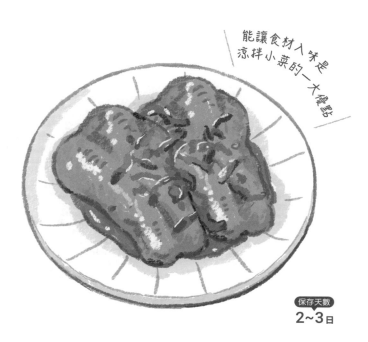

能讓食材入味是
涼拌小菜的一大優點

保存天數
2~3日

食材（利於製作的份量）

青椒 ⋯⋯ 1袋（5顆）

A | **柴魚片** ⋯⋯ 半袋（2g）
 | **醬油** ⋯⋯ 1小匙
 | **鹽** ⋯⋯ 少許
 | **熟炒白芝麻粒** ⋯⋯ 2小匙

步驟

1 將**青椒**去蒂後以手壓扁，放入烤箱烘烤10分鐘（＊）。

2 將**1**裝進乾淨的封裝容器，倒入**A**混和攪拌。

3 冷卻後放入冰箱冷藏。

＊ 若使用烤肉爐，請烤5～6分鐘。若使用平底鍋，請先預熱橄欖油（1滴），放入青椒後蓋上鍋蓋，悶煮7～8分鐘。

食材筆記 **青椒**

青椒中的維生素C具有耐熱性。此外，青椒還含有維生素P，能夠增強微血管的韌性。

7日 飲食計畫中的出現天數

第2天晚餐（P.58）、第4天晚餐（P.70）、
第5天午餐〈自煮族群〉（P.75）

大蒜蒸鮪魚花椰菜

利用微波爐
輕鬆製作涼拌小菜

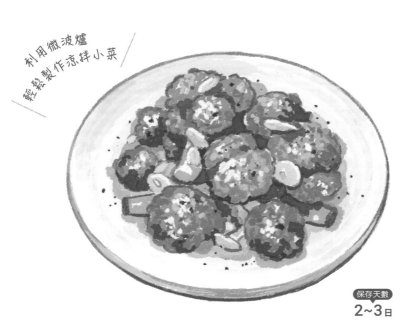

(保存天數)
2~3日

食材（利於製作的份量）

花椰菜 …… 1株
鮪魚罐頭 …… 1罐
蒜頭 …… 半瓣
A | **橄欖油** …… 2小匙
    | **鹽、胡椒** …… 各少許

步驟

1 將**花椰菜**切成小朵狀，**蒜頭**切成薄片。

2 於耐熱器皿中放入**1**、**A**和**鮪魚**，攪拌後蓋上保鮮膜，放進微波爐加熱3分鐘。

3 冷卻後放入冰箱冷藏。

食材筆記 ▶ **花椰菜**

花椰菜為富含 β - 胡蘿蔔素的綠黃色蔬菜。豐富的膳食纖維不僅有助腸道健康，還能促進醣類與脂質的代謝。

7日飲食計畫中的出現天數
第4天午餐〈自煮族群〉（P.69）、第6天晚餐（P.82）、第7天午餐〈自煮族群〉（P.87）

涼拌火腿蘿蔔絲

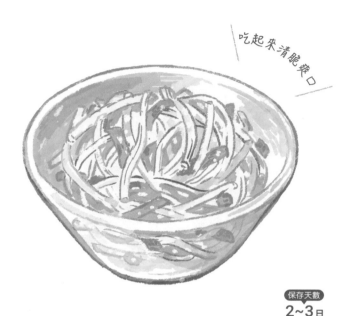

吃起來清脆爽口

保存天數
2~3日

食材（1人份）

白蘿蔔 …… 300g
鹽 …… ⅓小匙
煙燻火腿片 …… 3枚
A | **橄欖油** …… 1大匙
| **醋** …… 1大匙
| **鹽、砂糖、胡椒** …… 各少許

步驟

1 將**白蘿蔔**切絲倒入碗中並撒**鹽**攪拌，使其脫水軟化。將**煙燻火腿片**切成絲。

2 將**火腿絲**、**A**倒入裝著白蘿蔔絲的碗中，攪拌均勻。

3 裝進乾淨的容器，放入冰箱冷藏。

食材筆記 **白蘿蔔**

大多數的根莖類植物皆富含醣類，白蘿蔔則例外。其富含的酵素能幫助身體消化碳水化合物，有益肝臟健康。

7日飲食計畫中的出現天數

第1天晚餐（P.52）、
第2天午餐〈自煮族群〉（P.57）

107

涼拌柑橘醋香菇

香菇的美味
令人愛不釋手

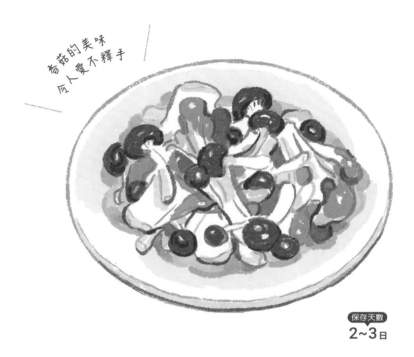

保存天數
2~3日

食材（利於製作的份量）

鴻喜菇 …… 1 大包
舞菇 …… 1 包
A | **橄欖油** …… 1 小匙
　　 | **橙醋醬油** …… 2 大匙

步驟

1 將**鴻喜菇**的底部切除後剝成小朵狀，**舞菇**也剝成小朵狀。

2 將**1**放入耐熱器皿，倒入**A**攪拌均勻，蓋上保鮮膜，放入微波爐加熱3分30秒。

3 冷卻後放入冰箱冷藏。

食材筆記 **香菇**

香菇富含非水溶性膳食纖維，有改善便祕、整頓腸道的功效。可以事先切好冷凍保存，節省未來備料手續。

7日飲食計畫中的出現天數

第3天晚餐（P.64）、第6天午餐〈自煮族群〉（P.81）、第7天午餐〈自煮族群〉（P.87）

豆瓣肉絲蒟蒻

微辣的味道
令人齒頰留香

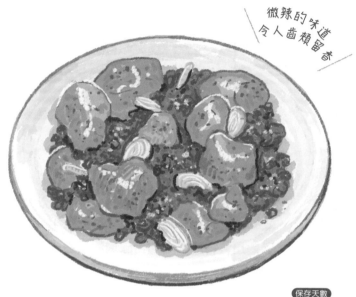

保存天數
2～3日

食材（利於製作的份量）

蒟蒻 …… 1塊
豬絞肉 …… 100g
大蔥 …… ¼根
豆瓣醬 …… ½小匙
芝麻油 …… 2小匙
A | **味噌** …… 1又½大匙
　 | **酒** …… 1大匙
　 | **砂糖** …… 1小匙

步驟

1 將**蒟蒻**剁碎成2～3公分塊，撒上適量的鹽，搓揉使其出水。將**大蔥**切成蔥花。

2 將平底鍋預熱後倒入**芝麻油**，先將**豬絞肉**炒成肉燥，再加入**豆瓣醬**和 **1** 一同翻炒，最後倒入混合後的**A**拌炒。

3 待拌炒均勻後，裝進乾淨的封裝容器，放入冰箱冷藏。

食材筆記 **蒟蒻**

蒟蒻不僅富含膳食纖維，還能夠豐富料理的份量。原料雖為根莖類，但含醣量低，可以安心食用。

7日飲食計畫中的出現天數
第4天晚餐（P.70）

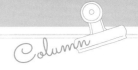

減重小有成效時，
請嘉勉自己，為自己喝采

　　孩童受到稱讚時，總是一副洋洋得意的樣子。然而，大人受到稱讚時，反而會謙虛地說：「過獎了，才沒有這回事！」成長之路雖然跌跌撞撞，但即便長大成人，受到稱讚時，依舊會喜不自禁吧！

　　因此，**我總是會稱讚那些努力減重的患者。**

　　「都有確實記錄體重呢！」

　　「恭喜你成功戒掉含糖飲料了！」

　　當然，我們也能稱讚自己。希望各位無論達成多麼微小的目標，**只要有所收穫、有為自己付出努力，都要多加勉勵自己**。我們的腦袋將會記住這份喜悅，推進你堅持下去。

　　並不是每個為了健康調整飲食的人，都能理所當然減去體重。因此請多加鼓勵努力不懈的自己，有所斬獲時務必為自己喝采。

幫你堅持下去！

特殊情況
對戰攻略

儘管已經熟悉護肝飲食法，
但總會因為「需要連續值夜班」、
「前幾日大吃大喝」等情況，無法確實執行。
接下來將依照不同情境，
向各位說明如何應對、解決這些「障礙」。

避免凌晨用餐，帶碗蔬菜湯值班

　　應該有不少人因為需要值夜班，只能在三更半夜用餐。然而，若總是在半夜享用高熱量的超商便當，下班後立刻沉沉睡去的話，將無法擺脫脂肪。

　　因此若需要值夜班，我建議白天睡醒後，先於自家享用一餐（也可以固定於午餐時段用餐）。有些人習慣值夜班前小睡片刻，但務必記得於出勤前**喝碗蔬菜湯**。方便的話，最好**製作2餐份量的湯，並帶去公司**，於休息時間時作為晚餐享用。

　　此外也可以購買超商食品當晚餐，請參考7日飲食計畫中的午餐菜單（超商族群），選購一塊舒肥雞胸肉、一串烤雞肉串或一串唐揚雞串，配上一盒菜量豐富的沙拉，再加上一顆三角飯糰。儘管各大職場皆有自己的規定，但我仍希望各位**利用中間休息時間享用晚餐，並避免於凌晨進食，盡量維持健康的飲食規律**。另外，也請避免於工作期間享用甜食。

前幾日大吃大喝

解決方法

隔天早餐只喝
蔬菜湯

　　時常有人問我：「減重期間應該婉拒所有聚餐活動嗎？」若拒絕慶功宴或會面重要人物的機會，儘管最後成功減重，仍舊錯失了人生的大好機會。

　　若已經事先安排好聚餐活動，可以在聚餐前後幾天多加運動、調整餐點份量。若是臨時的餐敘，**請於大吃大喝後的隔天早上只喝蔬菜湯就好**。若是略過早餐，將容易於下一餐暴飲暴食，導致雲霄飛車式血糖。再次提醒，飯後血糖飆升是導致脂肪積聚肝臟的一大主因。

　　況且，飲用蔬菜湯還能促進腸胃蠕動，協助消化吸收，一舉兩得。減重絕非要你少吃為妙，而是**藉由聰明飲食減去脂肪**。

蔬菜湯是減重的好夥伴

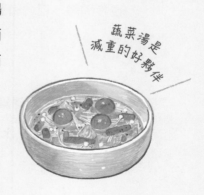

吃堅果或水煮蛋
當點心

　　經常聽到有人抱怨自己已經確實控制飲食了，卻總是瘦不下來，但又經常於正餐以外的時間享用零食。其實這種「無意識的飲食」正是減重的絆腳石。

　　剛開始減重時，正餐之間往往容易肚子餓，儘管**我們必須適時讓自己空腹，好讓身體消耗脂肪和能量，**但過度按捺飢餓反而會導致下一餐暴飲暴食。

　　若還沒到用餐時間，卻感到肚子餓時，請攝取**堅果、水煮蛋、起司等食品，不僅不易導致血糖上升，還能補充平時攝取不足的營養素。**享用酥脆的蔬菜棒也沒問題，但含有蛋白質和脂質的食品更能增添飽足感。

▶ **推薦的點心及建議份量**

堅果	水煮蛋	起司糖	魷魚絲
40 g	1 顆	3 顆	10 g

藉由慢速深蹲提升肌肉量

調整飲食的初期往往能順利減重，但一段時間後，便會進入「停滯期」。這是正常的身體防禦措施，請別責怪自己「不夠努力」。

即便進入停滯期，也不能因此大幅減少餐點份量，反而應該多多健身，以利提高基礎代謝率。

因此我十分推薦各位進行**「慢速深蹲」，此動作能夠有效鍛鍊大腿肌肉**，加上是以慢速進行，訓練成效加倍。於飯前、飯後30分鐘內執行，還**能預防醣類轉化為脂肪。**

▶ 慢速深蹲

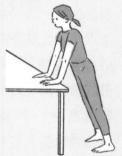

1 雙腳張開與肩同寬，將手扶在椅背或桌面上。

別讓膝蓋超過腳尖

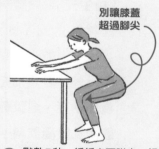

2 默數7秒，緩緩向下蹲坐，提起臀部。接著默數7秒，緩緩恢復至1的姿勢。每回合執行10次，共執行3回合，每回合之間休息1～2分鐘。

好困擾啊！

稍有便祕

解決方法

平衡腸道菌，整頓腸道環境

便祕是減重的宿敵，因此若發生便祕，請務必加強改善腸道環境。建議各位可以多加攝取**「益生菌」，即有益腸胃蠕動的微生物（如比菲德氏菌、乳酸菌等），以及富含這些微生物的食品。**另外，能夠滋養這些好菌的食品成分，統稱為**「益生元」。**只要同時攝取益生菌與益生元（即合成「共生質」），便能改善腸道環境。

另外，若要補充乳酸菌，請**食用納豆、泡菜等食品，避免飲用乳酸菌飲料。**

\ 天然益生菌食品 /

- 天然乳酪
- 泡菜
- 優格
- 味噌
- 醃漬小菜
- 納豆

\ 含有益生元的食品 /

- 洋蔥
- 花椰菜
- 牛蒡
- 蘋果
- 豆類
- 菇類
- 地瓜
- 海藻類
- 萵苣
- 蒟蒻

\ 同時攝取兩者 /

即可合成共生質

把喝酒的頻率減半

　　飲酒會促進食欲，還會讓肝臟背負代謝酒精的重擔。若真心想要減重，**最好直接戒酒3個月**，不僅能改善肝功能指標 γ-GTP 的數值，還可以提高生活動力，將護肝的效果發揮最大值。

　　達成減重目標後若仍想飲酒，請務必**適量（※），並且減半喝酒頻率，以減輕肝臟的負擔。**

　　況且，近期因急性酒精性肝炎而送往醫院急救的患者，諸多都是因為過度飲用SUNTORY「Strong Zero」系列水果風味調酒的緣故。這款酒雖然喝起來順口，酒精濃度卻很高，若想要護肝，可要避免這號危險人物。

　　另外，也有許多人會服用含有薑黃的營養食品或飲品，認為有益肝臟健康，但務必要小心留意，有些商品缺乏科學認證，反而會引發肝臟疾病。

※ 根據日本厚生勞動省《健康日本21》計畫，每人每天的純酒精攝取量上限為20公克，女性、老人與體質虛弱者則更低。

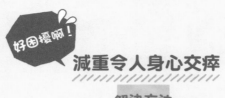

好困擾啊！ 減重令人身心交瘁

解決方法

找出引起壓力的兩大主因

壓力和飲食之間有著緊密的關係。

曾經，我幾乎是一個人執行肝臟移植手術病患的術後照護工作，每天都壓力重重。由於甜食能夠刺激腦部產生短暫的愉悅感，因此我總會在白袍的兩側口袋中偷塞幾顆軟糖。在如此高壓的環境下，甜食宛如我的救贖。

若減重使你備感疲倦、令你想要尋求甜點的慰藉，即為壓力過大的徵兆，繼續勉強自己將無法順利達成目標。因此，請**找出壓力的根源，並將其濃縮成 2 個「可以想出解決辦法」的問題**。若試圖一次解決 3 道以上的問題，最後反而會變得不知所措呢！

▶**壓力過大的警訊**

☑ 想要品嘗甜食　　　　　☑ 突然感到不安

☑ 飲酒頻率及份量增加　　☑ 擁有便祕、腹瀉等症狀

☑ 睡不著　　　　　　　　☑ 食欲產生明顯的變化

完成了3個月的減重企劃

努力維持成果體重

　　於短時間內努力減至目標體重是成功瘦身的一大要訣。因此，請先以3個月為目標，在這期間全力以赴，之後偶爾恢復原來的飲食方式也沒關係，但要記得**努力維持成果體重**。若發現體重再度回升，請重拾本書教導的飲食法，才能預防體重持續增加。

　　由於本書教導的飲食方法，其主要目的為維護肝臟健康，而非塑身，因此當**男性體脂率降至25％以下、女性體指率降至30％以下時**，即代表瘦身成功。

若3個月後成功減重…

> **持續**能夠維持成果體重的飲食方法

若必須再多瘦一點

> 維持同樣的飲食方法，同時增加運動量，直到減至目標體重

慢點瘦 4

相信醫生的忠告：「飲食能改善脂肪肝」，肝功能數值因此迅速好轉！

S.S 小姐（受訪時 75 歲）

之前，我固定於某間醫院治療慢性疾病，但後來主治醫生調任別間醫院，我才改至我先生定期回診的醫院。多年來，**只要健康檢查，我就會被診斷出患有脂肪肝**，但從來沒有醫生告訴我治療脂肪肝的方法，直到**瘦身門診的醫生讓我明白，「飲食能夠改善脂肪肝」**，否則我一直認為脂肪肝無法根治。

· · ·

因為飽受便祕所苦，我除了改變飲食習慣外，還會服用整腸錠。由於氣喘已經多年不再發作，我也停止服用類固醇藥物。不僅戒掉甜飲，還遵守多攝取蔬菜、白飯不超過 60 公克的飲食守則。**3 個月後，我的肝功能數值終於獲得改善**，也成功減重 5 公斤。現在的我還會每天出門散步，徜徉於大自然的懷抱中。萬分感謝醫生的診治。

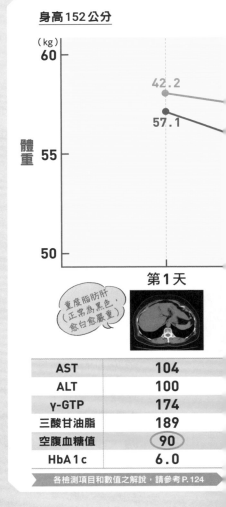

身高 152 公分

重度脂肪肝（正常為黑色，愈白愈嚴重）

AST	**104**
ALT	100
γ-GTP	174
三酸甘油脂	189
空腹血糖值	90
HbA1c	6.0

各檢測項目和數值之解說，請參考 P.124

減重時的菜單與各項數值變化

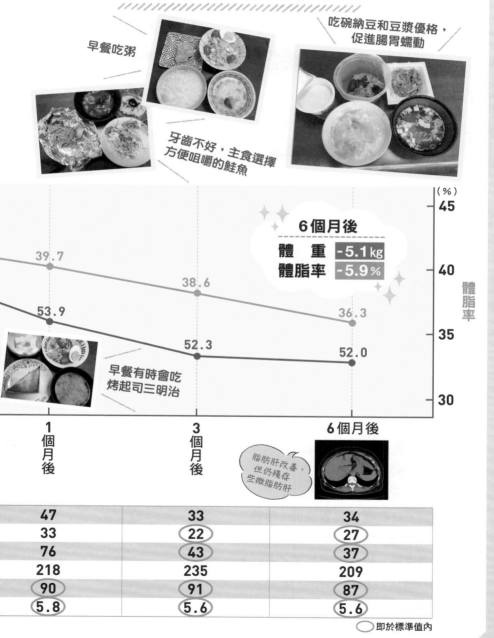

早餐吃粥

吃碗納豆和豆漿優格，
促進腸胃蠕動

牙齒不好，主食選擇
方便咀嚼的鮭魚

（%）

6個月後

| 體　重 | **-5.1** kg |
| 體脂率 | **-5.9** % |

39.7

53.9

38.6

36.3

52.3

52.0

體脂率

早餐有時會吃
烤起司三明治

1
個
月
後

3
個
月
後

6個月後

脂肪肝改善，
但仍殘存
些微脂肪肝

47	33	34
33	(22)	(27)
76	(43)	(37)
218	235	209
(90)	(91)	87
(5.8)	(5.6)	(5.6)

◯即於標準值內

資料來源：佐久市立國保淺間綜合醫院「瘦身門診」。電腦斷層掃描（CT）照片為垂直鏡像。

每餐享用 燙青菜 ，順利減 20公斤。不僅緩解劇烈腰痛，還能每天步行一萬步

I.Y 先生（受訪時67歲）

45歲前的我十分熱愛跑馬拉松。然而，自從需要在家照顧父母，愈來愈難抽出時間跑步以後，我的飲食逐漸失衡，飲酒量也隨之上升，導致體重暴增15公斤以上，甚至**因為腰痛而步履維艱，令我苦惱不已**。因此骨科醫師將我轉介至瘦身門診，交代我必須先減重20公斤。

• • •

瘦身門診的醫師告誡我要多吃蔬菜，於是**我三餐都會享用一盤燙青菜，包含燙高麗菜、燙豆芽菜等。**剛買一顆高麗菜回家，2天內就吃完了，每天的排便還因此暢通無阻（笑）。**在改變飲食習慣的1年後，我成功減去20公斤。腰痛也獲得大幅改善，現在可以每天步行1萬步。**接下來的考驗則是練習安排「禁酒日」。

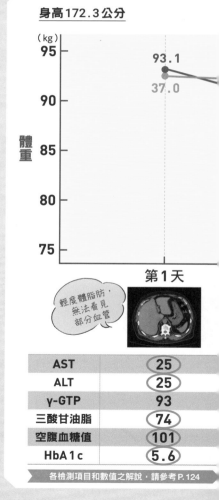

身高172.3公分

（kg）

93.1

37.0

體重

第1天

輕度體脂肪，無法看見部分血管

AST	25
ALT	25
γ-GTP	93
三酸甘油脂	74
空腹血糖值	101
HbA1c	5.6

各檢測項目和數值之解說，請參考 P.124

減重時的菜單與各項數值變化

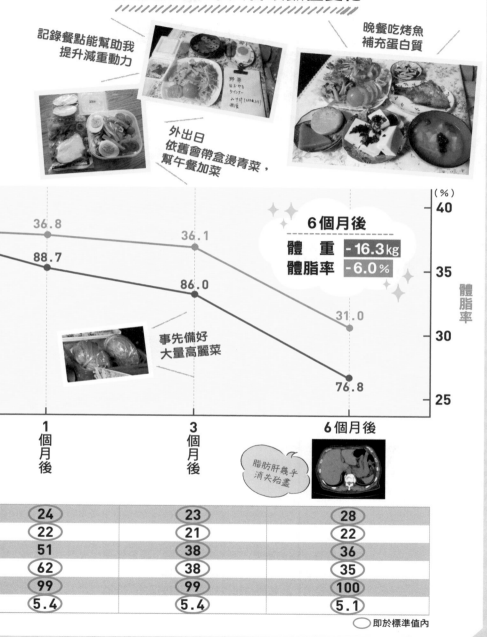

記錄餐點能幫助我提升減重動力

晚餐吃烤魚補充蛋白質

外出日依舊會帶盒燙青菜，幫午餐加菜

6個月後

| 體　　重 | -16.3kg |
| 體脂率 | -6.0% |

36.8
88.7
36.1
86.0

事先備好大量高麗菜

31.0
76.8

（％）
40
35
30
25

體脂率

1個月後
3個月後
6個月後

脂肪肝幾乎消失殆盡

24	23	28
22	21	22
51	38	36
62	38	35
99	99	100
5.4	5.4	5.1

◯即於標準值內

資料來源：佐久市立國保淺間綜合醫院「瘦身門診」。電腦斷層掃描（CT）照片為垂直鏡像。

與脂肪肝、糖尿病
息息相關的健康檢查項目

本章節介紹的健康檢查項目，
能夠讓你得知自己是否有罹患脂肪肝或糖尿病的風險。
請參考各項目的標準，檢視看看自己的健康狀態吧！

☑ 肝功能檢查

標準值

（單位：U/ℓ）

AST	低於 **30**
ALT	低於 **30**
γ-GTP	低於 **50**

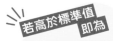

若高於標準值即為
肝功能異常的徵兆

AST

和胺基酸代謝相關的酵素，多存在於心臟、肝臟、骨骼肌、腎臟、紅血球等部位。若肝臟細胞損壞，身體將釋放大量的 AST 至血液中，導致數值飆高。

ALT

和 AST 一樣，是一種存在於身體各部位的酵素，尤其以肝臟居多。當 AST、ALT 的數值皆超標，代表有罹患肝炎的風險。若 ALT 數值較 AST 數值高，代表可能罹患脂肪肝。

γ-GTP

為分解蛋白質的酵素，多存在於肝臟、膽管等部位。有飲酒習慣的人此數值較容易超標，但明明沒有飲酒習慣，此數值卻超標的話，代表罹患「非酒精性脂肪肝」。

☑ 血脂肪檢查

標準值

（單位：mg/dℓ）

三酸甘油酯	30～149

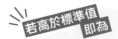
若高於標準值
即為

**具有罹患脂肪肝、
動脈硬化、
血脂異常的風險**

三酸甘油酯

脂肪的一種，為身體的能量來源之一。容易因飲食過量、肥胖而超標。一旦超標，不僅容易引發動脈硬化，也可能染上脂肪肝及血脂異常。

☑ 血糖檢查

標準值

（單位：mg/dℓ）

空腹血糖值	低於109 （若介於100～109之間， 屬正常值偏高）

標準值

（單位：%）

HbA1c	低於5.9 （介於5.6～5.9之間， 屬正常值偏高）

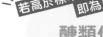
若高於標準值
即為

**醣類代謝功能
異常的徵兆**

空腹血糖值

指空腹10小時後的血糖值。若高於126mg/dℓ，則有罹患糖尿病的風險。若介於110～125mg/dℓ之間，則為「糖尿病前期」，表示血糖高於正常值，但未達診斷標準。

HbA1c

血紅素是存在於紅血球內的蛋白質，一旦和葡萄糖結合，便會形成糖化血色素（HbA1c）。此指標反映出抽血前1～2個月至今的血糖值變動，若血糖持續高居不下，數值便會超標。

結語

　　最後，我想把擺脫脂肪肝的過程比擬作「領錢」。我們的身體會將攝入的醣類合成名為「肝醣」的多醣體，儲存於肌肉或肝臟之中。肝醣就像「錢包中的零錢」，而堆積於肝臟的脂肪則像「銀行內的儲蓄」。

　　我們當然不希望現實中的儲蓄減少，但我們卻迫切需要減去肝臟內的「儲蓄」。

　　然而，就像我們花光了錢包中的錢後，需要去提款一樣，我們必須將肝醣消耗完畢，才能擺脫脂肪肝。

　　因此減少攝取醣類，才可以讓身體有機會將肝臟內的脂肪轉化為能量，執行「糖質新生」。

　　其實，**本書介紹的7日飲食計畫，即是促進糖質新生的飲食法**。

　　也許減半白飯、麵包和麵食的份量，容易使我們陷入飢餓，但這是「促進脂肪轉化成醣類」必經的過程。或許一開始會備感心力交瘁，但只要讓身體順利執行糖質新生，將肝臟內的脂肪轉化成醣類，即便吃得少，也能穩定血糖。

　　而且，只要你持續執行本書教導的「護肝飲食法」，到後來你會愈來愈不容易感到飢餓，宛如倒吃甘蔗。

當你飽受飢餓所苦時，試著換個角度思考，現在可是將肝臟中的脂肪轉化為能量的關鍵時刻。愈是感到飢餓，愈是要拒絕攝取甜食，**堅持補充蔬菜及優質蛋白質**的習慣。你的肝臟肯定會感謝你的明智之舉。

　　我們沒有辦法終其一生都在費盡心思減重。成功減去7％的體重，確實改善脂肪肝後，依舊要持續執行有益肝臟健康的飲食方法。不過我們可以放寬標準，在維持成果體重的前提下，調整每餐的醣類份量。

　　若此書介紹的飲食方法能讓更多人輕鬆減重、重拾健康，並且遠離疾病，便是筆者我至高無上的榮幸。

2022年12月　**尾形哲**

【作者簡介】

尾形哲

長野縣佐久市立國保淺間綜合醫院外科部長，同院「減重門診」的醫師。醫學博士。於1995年畢業於神戶大學醫學部醫學科，2003年修畢醫學部博士課程。在巴黎、首爾的醫院歷經眾多肝臟移植手術後，於2009年起於日本紅十字社區醫療中心的肝、膽、胰臟器官移植外科，帶領負體肝臟移植業務。亦曾於日本東京女子醫科大學消化器醫學中心任職，後移居至長野縣。擔任一般社團法人日本NASH研究所代表理事。2017年成立的「減重門診」為解決肥胖、改善脂肪肝及糖尿病的專業門診。著作包括《日本肝臟科名醫教你，不必戒酒戒糖也能遠離脂肪肝的祕訣》等。

X @ogatas0520

7日飲食法
專科醫師教你「吃」掉脂肪肝

出　　　　版／楓葉社文化事業有限公司
地　　　　址／新北市板橋區信義路163巷3號10樓
郵 政 劃 撥／19907596 楓書坊文化出版社
網　　　　址／www.maplebook.com.tw
電　　　　話／02-2957-6096
傳　　　　真／02-2957-6435
作　　　　者／尾形哲
翻　　　　譯／曾玟閎
責 任 編 輯／陳亭安
內 文 排 版／謝政龍
港 澳 經 銷／泛華發行代理有限公司
定　　　　價／360元
初 版 日 期／2024年10月

國家圖書館出版品預行編目資料

7日飲食法：專科醫師教你「吃」掉脂肪肝
/ 尾形哲作；曾玟閎譯. -- 初版. -- 新北市
：楓葉社文化事業有限公司, 2024.10
面；公分
ISBN 978-986-370-717-2（平裝）

1. 肝病 2. 脂肪肝 3. 健康法 4. 食譜

415.53　　　　　　　　　113013132